U0278494

社交技能

编号	书名	作者	价格
*0575	情绪四色区：18 节自我调节和情绪控制能力培养课	[美]Leah M.Kuypers	88.00
*0463	孤独症及相关障碍儿童社会情绪课程	钟卜金、王德玉、黄丹	78.00
*9500	社交故事新编（十五周年增订纪念版）	[美]Carol Gray	59.00
*0151	相处的密码：写给孤独症孩子的家长、老师和医生的社交故事		28.00
*9941	社交行为和自我管理：给青少年和成人的 5 级量表	[美]Kari Dunn Buron 等	36.00
*9943	不要！不要！不要超过 5！：青少年社交行为指南		28.00
*9942	神奇的 5 级量表：提高孩子的社交情绪能力（第 2 版）		48.00
*9944	焦虑，变小！变小！（第 2 版）		36.00
*9537	用火车学对话：提高对话技能的视觉策略	[美] Joel Shaul	36.00
*9538	用颜色学沟通：找到共同话题的视觉策略		42.00
*9539	用电脑学社交：提高社交技能的视觉策略		39.00
*0176	图说社交技能（儿童版）	[美]Jed E.Baker	88.00
*0175	图说社交技能（青少年及成人版）		88.00
*0204	社交技能培训实用手册：70 节沟通和情绪管理训练课		68.00
*0150	看图学社交：帮助有社交问题的儿童掌握社交技能	徐磊 等	88.00

与星同行

编号	书名	作者	价格
*0428	我很特别，这其实很酷！	[英]Luke Jackson	39.00
*0302	孤独的高跟鞋：PUA、厌食症、孤独症和我	[美]Jennifer O'Toole	49.90
*0408	我心看世界（第 5 版）	[美]Temple Grandin 等	59.00
*7741	用图像思考：与孤独症共生		39.00
*9800	社交潜规则（第 2 版）：以孤独症视角解读社交奥秘		68.00
8573	孤独症大脑：对孤独症谱系的思考		39.00
*0109	红皮小怪：教会孩子管理愤怒情绪	[英]K.I.Al-Ghani 等	36.00
*0108	恐慌巨龙：教会孩子管理焦虑情绪		42.00
*0110	失望魔龙：教会孩子管理失望情绪		48.00
*9481	喵星人都有阿斯伯格综合征	[澳]Kathy Hoopmann	38.00
*9478	汪星人都有多动症		38.00
*9479	喳星人都有焦虑症		38.00
9002	我的孤独症朋友	[美]Beverly Bishop 等	30.00
*9000	多多的鲸鱼	[美]Paula Kluth 等	30.00
*9001	不一样也没关系	[美]Clay Morton 等	30.00
*9003	本色王子	[德]Silke Schnee 等	32.00
9004	看！我的条纹：爱上全部的自己	[美]Shaina Rudolph 等	36.00
*8514	男孩肖恩：走出孤独症	[美]Judy Barron 等	45.00
8297	虚构的孤独者：孤独症其人其事	[美]Douglas Biklen	49.00
9227	让我听见你的声音：一个家庭战胜孤独症的故事	[美]Catherine Maurice	39.00
8762	养育星儿四十年	[美]蔡张美铃、蔡逸周	36.00
*8512	蜗牛不放弃：中国孤独症群落生活故事	张雁	28.00
*9762	穿越孤独拥抱你		49.00

经典教材｜学术专著

编号	书名	作者	价格
*0488	应用行为分析（第 3 版）	[美]John O. Cooper 等	498.00
*0470	特殊教育和融合教育中的评估（第 13 版）	[美]John Salvia 等	168.00
*0464	多重障碍学生教育：理论与方法	盛永进	69.00
9707	行为原理（第 7 版）	[美]Richard W. Malott 等	168.00
*0449	课程本位测量实践指南（第 2 版）	[美]Michelle K. Hosp 等	88.00
*9715	中国特殊教育发展报告（2014-2016）	杨希洁、冯雅静、彭霞光	59.00
*8202	特殊教育辞典（第 3 版）	朴永馨	59.00
0490	教育和社区环境中的单一被试设计	[美]Robert E.O'Neill 等	68.00
0127	教育研究中的单一被试设计	[美]Craig Kenndy	88.00
*8736	扩大和替代沟通（第 4 版）	[美]David R. Beukelman 等	168.0
9426	行为分析师执业伦理与规范（第 3 版）	[美]Jon S. Bailey 等	85.00
*8745	特殊儿童心理评估（第 2 版）	韦小满、蔡雅娟	58.00
0433	培智学校康复训练评估与教学	孙颖、陆莎、王善峰	88.00

新书预告

出版时间	书名	作者	估价
2024.04	这就是孤独症：事实、数据和道听途说	黎文生	49.80
2024.05	孤独症儿童沟通能力早期培养	[美]Phil Christie 等	58.00
2024.06	融合幼儿园教师实践指南	[日]永富大铺	49.00
2024.06	与他们相处的 32 个秘诀：和孤独症、多动症人士交往指	[日]岩濑利郎	59.00
2024.08	孤独症儿童家长辅导手册	[美]Sally J. Rogers 等	98.00
2024.08	孤独症儿童干预 Jasper 模式	[美]Connie Kasari	98.00
2024.08	孤独症儿童游戏和语言 PLAY 早期干预指南	[美]Richard Solomon	49.00
2024.08	融合教育实践指南：校长手册	[美]Julie Causton	58.00
2024.08	融合教育实践指南：教师手册		68.00
2024.08	融合教育实践指南：助理教师手册（第 2 版）		60.00
2024.08	孤独症儿童融合教育生态支持系统建设的理念与实践	王红霞	59.00
2024.09	特殊教育和行为科学中的单一被试设计	[美]David Gast	68.00
2024.10	沟通障碍导论（第 7 版）	[美]Robert E. Owens 等	198.00
2024.10	优秀行为分析师的 25 项基本技能	[美]Jon S. Bailey 等	68.00

标 * 书籍均有电子书

微信公众平台：HX_SEED（华夏特教）

微店客服：13121907126

天猫官网：hxcbs.tmall.com

意见、投稿：hx_seed@hxph.com.cn

联系地址：北京市东直门外香河园北里 4 号

关注我，看新书！

华夏特教系列丛书

书号	书名	作者	定价
孤独症入门			
*0137	孤独症谱系障碍：家长及专业人员指南	[英]Lorna Wing	59.00
*9879	阿斯伯格综合征完全指南	[英]Tony Attwood	78.00
*9081	孤独症和相关沟通障碍儿童治疗与教育	[美]Gary B. Mesibov	49.00
*0157	影子老师实战指南	[日]吉野智富美	49.00
*0014	早期密集训练实战图解	[日]藤坂龙司 等	49.00
*0116	成人安置机构ABA实战指南	[日]村本净司	49.00
*0510	家庭干预实战指南	[日]上村裕章 等	49.00
*0119	孤独症育儿百科：1001个教学养育妙招（第2版）	[美]Ellen Notbohm	88.00
*0107	孤独症孩子希望你知道的十件事（第3版）		49.00
*9202	应用行为分析入门手册（第2版）	[美]Albert J. Kearney	39.00
*0356	应用行为分析和儿童行为管理（第2版）	郭延庆	88.00
教养宝典			
*0149	孤独症儿童关键反应教学法（CPRT）	[美]Aubyn C. Stahmer 等	59.80
*0461	孤独症儿童早期干预准备行为训练指导	朱璟、邓晓蕾等	49.00
9991	做看说听（第2版）：孤独症谱系障碍人士社交和沟通能力	[美]Kathleen Ann Quill 等	98.00
*0511	孤独症谱系障碍儿童关键反应训练掌中宝	[美]Robert Koegel 等	49.00
9852	孤独症儿童行为管理策略及行为治疗课程	[美]Ron Leaf 等	68.00
*0468	孤独症人士社交技能评估与训练课程	[美]Mitchell Taubman 等	68.00
*9496	地板时光：如何帮助孤独症及相关障碍儿童沟通与思考	[美]Stanley I. Greensp 等	68.00
*9348	特殊需要儿童的地板时光：如何促进儿童的智力和情绪发展		69.00
*9964	语言行为方法：如何教育孤独症及相关障碍儿童	[美]Mary Barbera 等	49.00
*0419	逆风起航：新手家长养育指南	[美]Mary Barbera	78.00
9678	解决问题行为的视觉策略	[美]Linda A. Hodgdon	68.00
9681	促进沟通技能的视觉策略		59.00
*8607	孤独症儿童早期干预丹佛模式（ESDM）	[美]Sally J.Rogers 等	78.00
*9489	孤独症儿童的行为教学	刘昊	49.00
*8958	孤独症儿童游戏与想象力（第2版）	[美]Pamela Wolfberg	59.00
*0293	孤独症儿童同伴游戏干预指南：以整合性游戏团体模式促进		88.00
9324	功能性行为评估及干预实用手册（第3版）	[美]Robert E. O'Neill 等	49.00
*0170	孤独症谱系障碍儿童视频示范实用指南	[美]Sarah Murray 等	49.00
*0177	孤独症谱系障碍儿童焦虑管理实用指南	[美]Christopher Lynch	49.00
8936	发育障碍儿童诊断与训练指导	[日]柚木馥、白崎研司	28.00
*0005	结构化教学的应用	于丹	69.00
*0402	孤独症及注意障碍人士执行功能提高手册	[美]Adel Najdowski	48.00
*0167	功能分析应用指南：从业人员培训指导手册	[美]James T. Chok 等	68.00
9203	行为导图：改善孤独症谱系或相关障碍人士行为的视觉支持	[美]Amy Buie 等	28.00
*0675	聪明却拖拉的孩子：如何帮孩子提高效率	[美]Ellen Braaten 等	49.00
*0653	聪明却冷漠的孩子：如何激发孩子的动机		49.00

书号	书名	作者	定价
融合教育			
*0561	孤独症学生融合学校环境创设与教学规划	[美]Ron Leaf 等	68.00
*9228	融合学校问题行为解决手册	[美]Beth Aune	30.00
*9318	融合教室问题行为解决手册		36.00
*9319	日常生活问题行为解决手册		39.00
*9210	资源教室建设方案与课程指导	王红霞	59.00
*9211	教学相长：特殊教育需要学生与教师的故事		39.00
*9212	巡回指导的理论与实践		49.00
9201	你会爱上这个孩子的！：在融合环境中教育孤独症学生（第2版）	[美]Paula Kluth	98.00
*0013	融合教育学校教学与管理	彭霞光、杨希洁、冯雅静	49.00
0542	融合教育中自闭症学生常见问题与对策	上海市"基础教育阶段自闭症学生	49.00
9329	融合教育教材教法	吴淑美	59.00
9330	融合教育理论与实践		69.00
9497	孤独症谱系障碍学生课程融合（第2版）	[美]Gary Mesibov	59.00
8338	靠近另类学生：关系驱动型课堂实践	[美]Michael Marlow 等	36.00
*7809	特殊儿童随班就读师资培训用书	华国栋	49.00
8957	给他鲸鱼就好：巧用孤独症学生的兴趣和特长	[美]Paula Kluth	30.00
*0348	学校影子老师简明手册	[新加坡]廖越明 等	39.00
*8548	融合教育背景下特殊教育教师专业化培养	孙颖	88.00
*0078	遇见特殊需要学生：每位教师都应该知道的事		49.00
生活技能			
*5222	学会自理：教会特殊需要儿童日常生活技能（第4版）	[美] Bruce L. Baker 等	88.00
*0130	孤独症和相关障碍儿童如厕训练指南（第2版）	[美]Maria Wheeler	49.00
*9463	发展性障碍儿童性教育教案集/配套练习册	[美] Glenn S. Quint 等	71.00
*9464	身体功能障碍儿童性教育教案集/配套练习册		103.00
*0512	孤独症谱系障碍儿童睡眠问题实用指南	[美]Terry Katz 等	59.00
*8987	特殊儿童安全技能发展指南	[美]Freda Briggs	42.00
*8743	智能障碍儿童性教育指南		68.00
*0206	迎接我的青春期：发育障碍男孩成长手册	[美]Terri Couwenhoven	29.00
*0205	迎接我的青春期：发育障碍女孩成长手册		29.00
*0363	孤独症谱系障碍儿童独立自主行为养成手册（第2版）	[美]Lynn E.McClannahan 等	49.00
转衔|职场			
*0462	孤独症谱系障碍者未来安置探寻	肖扬	69.00
*0296	长大成人：孤独症谱系人士转衔指南	[加]Katharina Manassis	59.00
*0528	走进职场：阿斯伯格综合征人士求职和就业指南	[美]Gail Hawkins	69.00
*0299	职场潜规则：孤独症及相关障碍人士职场社交指南	[美]Brenda Smith Myles 等	49.00
*0301	我也可以工作！青少年自信沟通手册	[美]Kirt Manecke	39.00
*0380	了解你，理解我：阿斯伯格青少年和成人社会生活实用指南	[美]Nancy J. Patrick	59.00

华夏出版社
HUAXIA PUBLISHING HOUSE

〔日〕明石洋子 著

洪波 译

与自闭症儿子同行 ①

自閉症の息子と共に 1 ありのままの子育て

原汁原味的育儿

ARINOMAMA NO KOSODATE - JIHEISHO NO MUSUKO TO TOMONI 1 by
Yoko Akashi

Copyright © 2002 Yoko Akashi

Original Japanese edition published by Budousha, Tokyo.

This Simplified Chinese language edition is published by arrangement with

Budousha, Tokyo in care of Tuttle-Mori Agency, Inc., Tokyo

北京市版权局著作权合同登记号：图字 01-2011-5155 号

图书在版编目（CIP）数据

与自闭症儿子同行. 1，原汁原味的育儿 /（日）明石洋子著; 洪波. -- 北京：华夏出版社有限公司，2024.5

ISBN 978-7-5222-0697-4

Ⅰ. ①与... Ⅱ. ①明... ②洪... Ⅲ. ①孤独症－儿童 教育－特殊教育－家庭教育 Ⅳ. ① R749.94 ② G760

中国国家版本馆 CIP 数据核字（2024）第 084170

与自闭症儿子同行 1：原汁原味的育儿

作　　者	［日］明石洋子
译　　者	洪　波
策划编辑	刘　娟
责任编辑	马佳琪
特邀审校	许　婷

出版发行	华夏出版社有限公司
经　　销	新华书店
印　　装	三河市少明印务有限公司
版　　次	2024 年 5 月北京第 1 版　　2024 年 5 月北京第 1 次印刷
开　　本	880×1230　 1/32 开
印　　张	6
字　　数	140 千字
定　　价	49.00 元

华夏出版社有限公司　地址：北京市东直门外香河园北里 4 号　　邮编：100028
网址：www.hxph.com.cn　　电话：（010）64663331（转）

若发现本版图书有印装质量问题，请与我社营销中心联系调换。

2010 年 10 月，应友人青山春美老师之邀，我为来日本进修的上海青聪泉儿童智能训练中心的老师们作了一次讲座。席间，听说拙著《通往自立之路》已由洪波先生译成中文，在家长之间传阅，被誉为"育儿宝书"。

据说，在残障儿童疗育与教育的环节，中国孩子成长的基本生活场所——家庭与地域社会[①]之重要性往往被忽视。读完拙著以后，许多家长开始认识到"与自闭症儿在地域社会共生"的重要性，找到解决问题的关键，是以特意委托访日的老师捎来问候，表示谢忱。执笔之初，绝没料到会给异国的老师与家长带来如此大的帮助，此时，我不禁有受宠若惊之感。

老师与家长的价值观有所改变，从此注重在地域社会的"耕耘"，尊重孩子本人的愿望，还意识到：自闭症孩子之所以"不会"，是因为他"还不明白"，因此，我们有必要琢磨干预的方法，使之"明白"，而不是一味盯住其"不会"的弱点，鲁莽地加大训练的强度。这些转变，足以令人欣慰。对儿子彻之，我曾以其能接受的方式、方法教导，让他"明白"，最终使其学会做许多事情。在育儿的过程中，我特别注重调整周围的环境，其中包括周围人的干预。现在，人们逐渐认可，对自闭症孩子的干预方式应该从医学模式转向社会模式。但在三十年前，持这种观点的人为数不多，而我一直坚持以此育儿。

多亏社会各界人士的支持，今年三十九岁的长子彻之虽患自闭症并伴有智力障碍，但仍以川崎市公职人员的身份辛勤工作，在社会中幸福地生活着。只要消除阻挡其融入社会的种种障碍，彻之就能每天在欢笑中度过。NHK播放的纪录片《街区的欢颜》如实地记录了彻之的日常生活。

时隔半年左右，今年3月，我受邀到中国上海和福州两地演讲，终于得以与洪波先生相聚，并由他担任上海一地的现场翻译。听说他平日奔忙于生计与育儿之间，还利用零碎的休息时间，陆陆续续地翻译拙著《原汁原味的育儿》和《为了工作，加油》，辛苦之情形，可想而知。文如其人，在译文的字里行间，我们可以窥见译者诚恳踏实的处事态度和坦荡耿直的人格秉性，也可以感受到他对家人深沉的爱。他生活的现状，或许就是中国许多自闭症儿童家庭的缩影吧。

自联合国将每年的4月2日定为"世界自闭症日"以来，日本发起"发育障碍启发宣传周"（自4月2日起的一周）以呼应，致力于增进人们对自闭症者的认识、理解和接纳。时至今日，杀害自闭症子女或强迫其一同自尽之类的不幸事件在日本仍时有发生；"育儿不当导致自闭症"的无端误解远未销声匿迹，仍然折磨着众多家长，可见开展宣传活动的必要。为了消除"自闭症"字面带来的消极印象，为了推广"障碍在身，并非不幸"、"快乐的自闭症文化"等积极的理念，每天我都在奔走呼吁。

我真诚地希望自己的努力能给大家带来信心和勇气，使家长们不再因为孩子的缺陷而悲天悯人，不再去乞求人家廉价的同情；使家长们认识到"孩子存在本身就是价值所在"；使家长们发现自己孩子的可爱之处，以孩子降临吾家为幸福，恢复孩子出世时我们作为父母的激情。只要换个积极的角度思考一下，认可稍有不同的价值观，我们就能以"接受差异、欣赏差异"的心态，快乐地行进在育儿的旅途上。

我衷心地希望中国的家长在从自己孩子身上学到许多东西的同时，发挥自己的聪明才智，为孩子提供必要的支援。"在适当的支援下自立"是孩子们的人生目标，"自闭症不要紧，有差异也可以"的共生社会是日中两国许多家庭的崇高梦想，让我们为其早日实现而携手努力吧！今后，我和青山老师将经常访问中国，不遗余力地协助诸位，促进对自闭症者的"正确理解和适当支持"。

中国的朋友们，愿我们有缘再相会！

明石洋子

2011 年 8 月 14 日

---

① 译者注：在明石洋子女士的著作中，频繁出现"地域"和"地域社会"两个日语汉字单词。日语中的"地域"的概念相当笼统，可以小至一村，大至一市甚至一县（即我国的省），远远大于一般社区。中文不妨翻译成"当地"或"本地"。但考虑到书中将频繁出现"地域训练会"、"地域支援中心"等组织机构的专有名词，译者斟酌再三，决定将原词移植到译文中。

与自闭症者成功同行的先驱

佐佐木正美（川崎医疗福祉大学教授）

二十余年前，明石洋子女士领着儿子彻之初访我当时就职的小儿疗育咨询中心，此后一直交往至今。

彻之是重度智力障碍的自闭症者。

明石女士天生聪慧开朗、精力充沛、毅力坚韧，以坚持不懈的实践告诉我们应该如何陪伴自闭症者成长，堪称是成功的先驱。

既称先驱，或多或少经历实验性的挫折和修正在所难免，犹如拓荒者，即便路途不远，总比后继者多费时间和精力。可是在明石女士身上我们感觉不到拓荒者的疲惫。她确实是个不可思议的人。

我平日一直认为明石女士的天职就是作为自闭症儿的母亲，好像她专门为了养育自闭症儿而降临人间似的。

跟自闭症界有关系的人都知道，在美国北卡罗来纳州有一位以自闭症的研究和临床为天职的天才人物——埃里克·邵普勒（Eric Schople）。明石女士在其访日之际，以及考察北卡罗来纳州的自闭症现状时都讲过："他们所做的事情我也同样做过。"

结构化（TEACCH）教学法是多少人长期研究的成果，而明石女士以其天赋的悟性和坚韧的

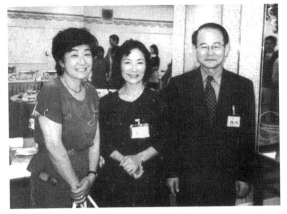

与佐佐木正美先生夫妇。（左为明石洋子女士）

毅力，持之以恒，在彻之身上实践成功。

现今，自闭症教育者和志愿者都熟悉：与自闭症者交流需要提供具体的视觉信息，运用简短的名词、形象易懂的语言。而在当年，她已经无师自通，藉此帮助彻之提高理解能力。

在指示和指导所用的语言上，还要尽量避免否定性的用语，以肯定式的表达来传达意思。另外，她还探索出消除理解沟通障碍的方法——视觉结构化教学法，并以自己的创意和设计付诸实施。

对新事物、新方法的挑战，本来就困难重重。纵使陷入僵局，明石女士也不气馁，反而越挫越勇。比如，对融合教育的挑战就体现了她的韧劲。

在就职与适应职场方面，从文具店等处的打工，到为街坊邻居做义工，再到神奈川县川崎市公务员考试的考前准备、考试及格以及就业后稳定的工作状态，在彻之生活中遇到的每一个时间和空间的节点上，她都以结构化的方法克服障碍，使不可能成为可能。在妈妈的努力下，彻之尝试着挑战了生活中必经的"场所"和"时刻"，取得了一个又一个成功。

明石女士以其成功的实践，给我们演绎了一个"正常化"（normalization）和"无障碍化"（barrierfree）的典型范例。

关注她的实践和细读本书的人们都能体会到，母子俩能够相互协调走到今天，是明石女士将儿子彻之在地球上生活所必需的每一处场所、环境进行结构化整合（无障碍措施化）的结果。

这就像为盲人铺设盲道，为坐轮椅车的人架设坡道（或升降机）。

昔日英国心理学家巴多利西亚·哈林在一次演讲中曾问自闭症者的家人："如果诸位不知道周围到底发生了什么，自己的意志和要求不知道如何表达，无法预测瞬息即变的环境之变化趋势，再加上缺乏想象力以解决问题和苦恼，试问诸位会出现怎样的行为和反应？"

历经半个多世纪的彷徨，邵普勒创造的 TEACCH 教程终于作为唯一的治疗教学模式为世界所公认。二十年前初访其本人时，他语重心长地对我说："自闭症者感觉、认知到的东西与我们有各种各样的差异。我们的工作就是认真细致地把这些差距一个一个地填补。同时，我们通过所有的努力向他们传达这样一个信息——在你们周围的世界里，充满许多如此美妙的东西。"

明石女士陪伴儿子几十年如一日，一路蹒跚走来，耐心而细腻地填补了彻之与外界之间深似鸿沟的差距。外部环境包括家庭、普通学校、打零工的文具商店、公务员考试以及工作单位，等等。

她奋斗的半生昭示我们：事在人为。无论环境多么不顺，壁垒多么高厚，只要想方设法，不懈努力，终归会超越障碍的。这极大地提振了无数后继家长直面困难的勇气。

人活在地球上，只要能去适应自身需要的一隅之地，吾愿足矣。这也许是我们许多人的想法吧。社会、地球之"面"如此广阔，而我们平时所利用和适应的其实不过是"点"而已，最多不过是"线"而已，远不及"面"。

回望经历了漫长岁月洗礼的明石母子的生活方式——对幸福生活的经营，我写下了以上的感想。

"明石彻之，一位在敬老院工作的川崎市公务员。他天生患有重度自闭症，并伴有智力障碍。"

以这样的旁白开始的纪录片，NHK（日本放送协会）已经录制了两部。首部是1999年11月播出的"新日本探访——街区的欢颜"（24分钟，综合频道）；续篇于翌年2月在"列岛特别报道"中播出，题为"为了工作，加油！"（49分钟，卫星第一频道）。这两部片子皆以"一个自闭症者的自立"为副题。

他虽身患自闭症之天生障碍，却在当地社区幸福地生活，在单位认真地工作。彻之感动了日本全国观众，反响之热烈超出我们的预期。续篇更在2000年度"地方之时代赏"的影视大赛中荣膺"审查委员会推荐奖"。对于参与企划、采访、播音全程的我而言，两部纪录片不啻为值得铭记一生的重要作品。

这本书是明石洋子讲述儿子彻之从出生到现今的回忆录。阅读之前，先让我介绍一下我所了解的一些情况，以便大家对彻之有个大致的印象。

＊ 不折不扣的率真和滑稽

一天，我正在采访残障人士参与社区活动的话题，偶然听说在川崎市有个患自闭症的男性公

导　言

大家认识一下原汁原味的彻之吧

内多胜康（NHK主播）

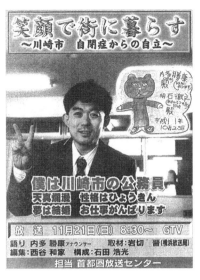

务员，马上与他的家人取得联系。

忘不了拜访位于川崎区的彻之家的那一天——1999 年 8 月 1 日，周日。时值酷暑，听说他喜欢吃棒冰，我特地买了几根作为见面礼。

说实话，我当时根本不知道自闭症为何病、如何定义，也从来没有接触过自闭症者。虽然事先收到了明石女士寄来的资料，浏览一遍却仍然不得要领。翻查辞典，寻问朋友，还是勾画不出一个清晰的轮廓。准备虽不充分，也只好硬着头皮去采访。

初次见面在即，心里忐忑不安。门一开，从母亲洋子的身后，闪出传说中的彻之。身高 165 厘米，体重 61 公斤，目光炯炯，声音高亢，头发偏短，有几绺还倔强地翘着。

笑脸相迎、打招呼"你好"、握手，一切正常如仪。但对随后出现的局面，我毫无心理准备——彻之开始窥探我手中拎着的纸袋中的资料，当场令我手足无措。意外的是，这个举动后来反而完全消除了我的紧张感。因为这个唐突的动作证明彻之已经对我产生兴趣，是他简单易懂的"意志表达"吧。

提起"自闭症"一词，总给人以"心灵封闭"的印象。倘若说我没有这样的成见，那是在说谎。母亲洋子吃不准媒体到底派怎样的人过来，心里也一定在七上八下吧。彻之完全我行我素，起初担心采访不顺，陷入僵局。可实际上，登堂入室之后，我马上沉浸在融洽的氛围之中。不知不觉之间，我对自闭症捕风捉影的成见也云开雾散了。在彻之身上确实有这样神奇的力量。

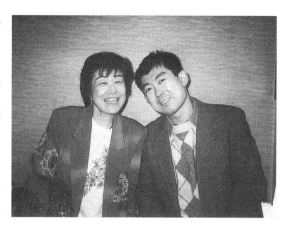

明石洋子和彻之。

当天彻之已喝了半天啤酒，酒劲上来，载歌载舞，结果醉倒在地，进入梦乡。心情特好，正经的对话根本无法进行，我却真切地感受到他那不打折扣的率真和滑稽。我也受邀开怀畅饮，惬意地跟踉而归。

我想看看彻之工作的样子，不久就去探访其工作场所——养老院。当场错愕！在家动如脱兔、一刻不停的彻之，此时却稳坐在那儿专心干活，把老人们要用的小毛巾熟练地折叠成一块块的小方块。将洗得雪白的几百条毛巾整齐地折叠起来是彻之每天的工作内容之一。另外，他还负责轮椅和浴缸的清洗工作。分内工作，做得一板一眼，绝不马虎。有位女同事笑着告诉我："彻之使劲擦浴缸，有时用力过猛，甚至擦裂瓷砖呢！"

我决定把这些拍成电视节目。我坚信，让生活得如此率真的人以及帮助其成长的家人和当地人士走进荧屏，肯定会感动观众，引起共鸣。

＊ 意外迭出的现场拍摄

我开始动真格地学习自闭症知识。向自闭症者家庭、专家请教，查阅相关书籍，贴近彻之，尽可能与之一起行动。毕竟亲眼看他做些什么，亲耳听他说些什么，进而了解他的情况比什么都重要。

这样，我自以为对自闭症已经了解得足够透彻，于是进入实拍阶段。没想到，现场意外迭出，狼狈不堪。临时抱佛脚修得的知识如海市蜃楼般中看不中用，根本派不上用场。

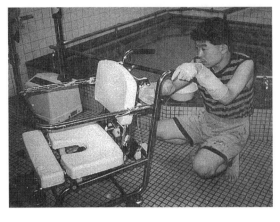

最初的拍摄地点选在横滨动物园。正巧彻之兄弟二人和一些朋友一道去参观，我们趁机扛上器材跟了过去。机会难得，电视台的同事们跃跃欲试，期待拍上他两兄弟情深的绝佳镜头。

谁想到，面对镜头，彻之马上学起娱乐采访记者的腔势，握起拳头当作麦克风贴近嘴边，流利地开讲："现在在横滨动物园为大家做现场报导。"大家惊魂未定之际，他却不知道溜到哪里去了，速度惊人。

其间，我们几度迷失于彻之疾风般的行踪，寻找的时间多于拍摄时间。当日燠热难当，大家挥汗如雨、气喘吁吁地追踪他。好不容易逮住了，他却若无其事，爽朗地笑几下，又继续兀自行动。

当天的拍摄效果可想而知，片子根本不能播出，至今仍躺在库房里睡大觉。"这下可棘手了"，同事们无可奈何地苦笑。

按电视台采访的行规，在拍摄现场我们会请求采访对象配合一下。比如"请别盯着镜头看"，"现在要拍移动的场面，请在这儿走动一下"，"背景不错，就在这儿采访吧"，等等。我入电视台十六年，阅人无数，一直理所当然地按这套路操作下来的，尚无闪失。

可彻之不吃这一套，我们只好更改战术。讨论下来，结论简单：返璞归真——就拍原汁原味的彻之吧。抛弃雕虫小技的摆弄，顺其自然。既然他爱对着镜头"炫技"，就原原本本地拍录下他不加矫饰的天然声音吧。我们决定对彻之彻底进行贴身实拍。

节目录制组人员。(此照片为彻之所摄)

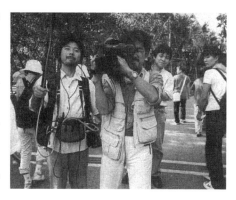

＊ 母子间滑稽的讨价还价

彻之很健谈，无需采用一问一答的方式采访。

在拍摄过程中发生了一个特别难忘的小插曲，向大家讲述一下吧。

怎样使用银行卡是挑战自立的一个环节，母亲洋子打算手把手教他。我们在后面跟拍。从银行卡里提取一个星期的零用钱，对彻之而言是初次体验。

在进入取款机房之前，滑稽的一幕展开了。他们母子俩为取款金额问题开始讨价还价了。

洋子："这个，彻之的存折。现在用银行卡来练习取钱吧。平时的零用钱一直是 5000 日元，取出 5000 日元哦。"

彻之："那么，乘以 20 倍……"

洋子："5000 日元的 20 倍，是多少？"

彻之："10 万日元！"

洋子："取出 10 万日元，麻烦大了。不取 10 万日元！"

进入取款机房之后，讨价还价白热化。

洋子把事先写好操作步骤的小纸条让他边看边学。

洋子："先看银行卡的用法。看看。上面写着'取款键'，在哪里？"

彻之："按一下'取款'。"

洋子："今天的零用钱，就 5000 日元吧。"

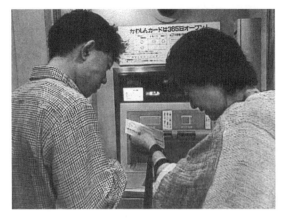

彻之："6000 日元。"

那天洋子本来打算做只取 5000 日元的练习的，这下愣住了。

洋子："为什么？就 5000 日元吧。"

彻之："不行，6000 日元。"

洋子："为什么？就 5000 日元吧。"

彻之："不行，6000 日元。"

洋子："啊——那好，就 6000 日元吧。"

彻之："不，7000 日元。"

结果还是彻之占了上风，这次比平时多取出 2000 日元。

数日后，彻之初次挑战一个人去取钱。目标当然是"取出 5000 日元"。他一边哼着小调一边将卡插入取款机。由于按错键了，银行卡马上被吐了出来。

"请收好卡"，机器发声。彻之收回银行卡。现场的气氛顿时凝固，大家正心想他一个人取钱尚有困难，谁知机器又响："请插入卡。"彻之被这机器的提醒声音催促，重新挑战。这次机器受理了。将金额输入以后，他被"披—嘎—嘎—"的机器声音所吸引，好奇而出神地听着。最后，机器提示："请收好钱。"

我们摄制人员稍微与他保持了一段距离，忍不住为他这次到底取出多少钱而纠结："不会真的提出 10 万日元吧。"定睛一看，谢天谢地，正好 5000 日元！担心是多余的。

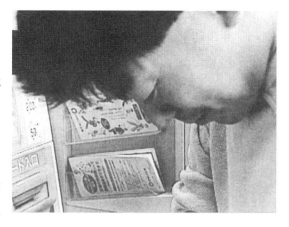

这次，彻之独自挑战取款机。
（NHK 提供）

彻之把 5000 日元放进钱包，脸上浮现出满足的微笑。到此为止，我们认为彻之已经交出一份满意的答卷，可彻之没有止步于此，转身走进邮政银行大厅，来到办事员小姐面前，把"客户回执"交给对方，打声招呼"谢谢"，又回头跟我们爽朗地打招呼："我先走一步，失陪。"随后轻快地穿过自动门，向外走去……

摄影师徐徐旋转照相机，追拍渐行渐远的彻之，直至他消失在视野之外。这次录制的片子的命运与在横滨动物园所拍的截然不同，基本上不加剪辑就播放出去了。

＊ 为了工作，加油！

从上述的小故事可以知道，彻之总是很会打招呼的。就我所知，这项纪录绝对可称日本第一。

早上碰到我们的工作人员，马上主动打招呼："早上好。"单位里吃盒饭时，必称："失礼，我先用餐了。"

在这里以文字的形式表述，也许读者觉得这些寒暄十分平常，没有特别值得称道的。实际上，彻之发音时每个音都发得干脆利索，使听者不由肃然起敬，认真应对；同时他会自然而然地露出微笑。这种打招呼的魅力非笔墨可以形容，我是怎么也模仿不出来的。

最精彩的是单位下班时的寒暄语，堪称压轴。那天是周五，做完一

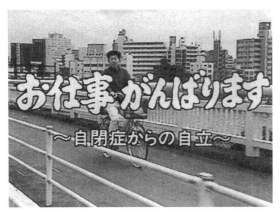

周工作的彻之将要下班回家，与大家道别，声音比平时大些："明天、后天我休息。下周的星期一，我为了工作，加油！"留下爽朗的声音，迈着轻快的步伐离开了。虽然他不擅长用语言表达自己，但我们只要听听他的招呼，自然会领会到许多意思。并且，"为了工作，加油！"一语实在令人动容，我们决定将此直接作为节目"点睛"的题目。

最初的实拍一度搁浅，之后全靠彻之不厌其烦地与我们交流下来，才出现转机。其实他本人是个电视迷，同时又是个"胡子迷"——喜欢留短髭，恰巧摄制组六人中有三人留着胡子，多少给他以亲近感吧。

节目录制杀青以后，摄制组的工作人员一碰头，仍聊起彻之的话题，听不到那独特、高亢的声音，不免有似曲终人散的落寞，亲和的感觉挥之不去。在我的心目中，彻之不仅仅单纯是个采访对象，还是个具有强烈个性的男子，其个人魅力像磁石一般吸引着周遭的人们。每当我放下手头的工作，稍事休息之时，彻之就活泼地往来于我的脑际中。

＊ 亲情的力量

采访留给我深刻印象的是彻之自身积极向上的处世姿态和支撑其的家庭之爱。长期以来，父亲邦彦先生、母亲洋子女士、弟弟政嗣都为彻之的成长付出了极大的苦心和精力。从保育园、小学开始的融合教育、高中入学考试、公务员录用考试的突破以及在单位里与人融洽相处，每项挑战

与明石一家合影。（右边第一人是我）

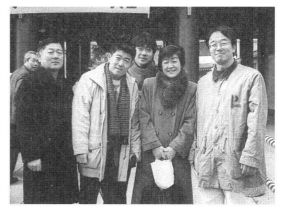

都是从头开始、披荆斩棘、合力应对的。

即使被政府部门教师们推诿拒绝，其家人亦不轻言放弃。现今他们笑称："多亏本地人士的支持。"但作为血亲，家人们为了彻之甘愿一路含辛茹苦，坚持至今，他们才是彻之前进的最大推力。

"一切为了彻之的幸福。"这一句话，贯彻于经年累月的付出之中，亲情力量之巨大之持久，足以令人钦佩。

可是，有件事情父母却不赞成，那就是彻之的"结婚"。离开父母独自生活需要得到当地社区更多的帮助方能实现，以现在的条件尚无把握。自闭症专家中也有反对结婚的。可是彻之本人很早以前就发出结婚宣言，并提前把未来两个小孩的名字都定下了。

迄今为止，家人们帮助彻之实现了一个又一个的梦想。今后，他们会怎样考虑他本人想结婚的愿望呢？我们会继续关注，也许这还是录制第三部纪录片的素材呢。

据我调查，作为伴有智力障碍的自闭症者彻之，与健全者一起参加公务员考试并通过，在日本都可以说是史无前例的。此事已属破天荒了，再加上媒体传播所及，广大自闭症者家庭深受激励，纷纷要将彻之作为学习的榜样。

彻之作为公务员已工作九年。为了使他适应工作单位（或者说被工作单位所接纳），家人帮助疏通、协调单位环境，以便他拥有稳定的工作

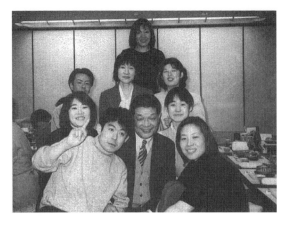
单位同事的聚餐。

和收入，面向自立迈出
更坚定的步伐。

公务员经常需要岗
位轮值，彻之也难免要
面对新的工种、新面孔
的同事、新的环境的挑

战吧。多么希望今后的工作环境和人际关系也继续容忍彻之的个性，使其
发挥他的特长啊！

＊ 一切从接纳、理解对方开始

最后，采访过程中的一个小故事我觉得很有必要讲给大家听听。

为了让彻之在地域社会中正常生活，许多当地人都尽力帮忙。当时
也存在把彻之他们排挤出正常社会生活的思潮，但是彻之家人、学校的
师生们、当地的志愿者们、打零工商店的老板等热心人士却不以为然，
逆流而上，一路守望相助至今。

我想向大家介绍的，是一位教师的感言。在初中升高中的时候，彻
之被多所高中拒绝，尝够了闭门羹的滋味。正处绝望之际，一所定时制夜
校高中终于接受了他的入学申请。原因是该校的一位老师主动请缨："由
我来带彻之君吧。"

一年一度的"学园祭"[①] 开展的时候，在彻之的陪同下，我们慕名采
访了这位老师。顺便也重温了暌违已久的学园祭的热闹气氛。老师戴着眼

---

① 译者注：日本学校定期举行的校园游园文化活动。

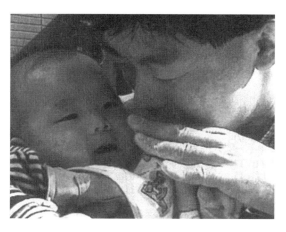

彻之在哄路人的婴儿："乖小孩，乖小孩。"（NHK 提供）

镜，鼻下留着胡子。我们在一张铺着红布的木凳上坐下，手里端着方才在临时摊位买来的豆馅羹，边吃边聊。

老师徐徐聊来，语气平淡。当问及印象最深的是什么时，他略作停顿，一脸肃然："像我这样从事教师职业的人，自年轻起就一直备受尊崇，成天被捧为'先生、先生'，不知不觉之间萌生了特权意识，容易轻飘飘，总有一种高人一等的错觉。让我从错觉中猛醒过来的正是彻之君。虽然他身患自闭症这种顽疾，但却欢乐明快、天真无邪地过着高中生活。他那股朝气改变了我。"

仔细想想，我不是也有与老师类似的感受吗？那个炎热的一天，我拎着冰棍去拜访彻之家时，他笑脸相迎。他的热情使我摘下世俗的过滤镜，客观而真切地观察眼前的彻之。只有接纳和理解对方，才能消除误解、摈弃成见，从而超越歧视和偏见。这正是我从彻之身上所悟到的人生启示。

*

为本书而写的导言即将结束。文中我有意避开有关自闭症的定义、特征之类的阐述，一是因为明石女士将在后面的章节中具体展开，二是为了不给诸位带来对自闭症的先入为主的成见。

愿诸位在书中与原汁原味的彻之相逢，并像我一样成为他的好朋友！

明石彻之，现今二十九岁，是个伴有智力障碍的自闭症青年。

与"自闭症"一词给人带来的字面印象截然不同，他性格开朗，滑稽幽默，为人厚道。

＊

每天清早，在"早上好"的寒暄语之后，他会例行一个"仪式"：先伸起食指指向前方，再转而指向自己，然后宣誓："我是明石彻之。明石彻之将要新生！明石彻之新生成功了！"他每天都像重新降生于人间，以崭新的生命开始一天的生活。

这是多好的事情啊！成天身陷繁琐、不能自拔的我多么羡慕他呀，每天早上都听得入迷。

＊

为了写作此书，我把自己二十九年的育儿经历重新梳理一遍。身为残障儿的母亲，悲伤之事、痛苦之事肯定数不胜数，可是能回忆起来的却尽是些奇怪的事、开心的事、感动的事。哦，也许我有意识地把讨厌的事情、懊恼的事情从记忆库中剔除掉了吧（也许是因为不太愿意想起），像彻之一样，每天早上重生一次。

NHK 节目播出以来，反响如潮。许多观众问我："既然是自闭症者，为什么脸上会洋溢着笑容？""您是怎样培养他的？"

一般而言，人们对自闭症者的印象多是"自闭症＝阴沉的脸"吧。

那么，我到底是怎样养育彻之的呢？为了写这本书，我翻检了一遍当时的日记和资料。于是，忘却已久的痛苦往事瞬间复活，尘封的终日以泪洗面的记录堆积眼底。不过，现在重读，觉得这一切都是作为一名母亲的人生历练的片段。

酸甜苦辣的体验过后，我学会了新的价值观，拓宽了视野，获得了充足的"人"这个最可珍视的资源。现在回首，甚至觉得，以往的人生是充实、愉快而又富于变化的。

是的，对观众们提问的回答应该是："因为我活出了本色，彻之也活出了本色。"

为了我和彻之都能率真地生活，我们在地域社会携手积极地生活。

只要积极地给彻之在地域社会中留一条活路，就肯定能找到适合他的活法。我要致力于让当地的人们了解"原汁原味"的彻之。

本书从最初被多动的彻之折磨终日、不知如何养育才好、伤心而无奈的日子起笔，记录了突入地域社会，屡挫屡战，以及逐渐在社会中找到越来越多的朋友和支援者的历程。

世上并不存在一开始就很坚强的家长。领着问题成堆的自闭症儿突入地域社会，紧张得两脚颤抖也很正常。

只要自己决定自己的生活方式，即使遭遇挫折也会挺住吧。

鼓起勇气，尝试一下跨越第一道壁垒，感动和惊喜一定在等着您！

但愿此书能给您带来智慧和勇气。

目

录

愁云惨淡的育儿

1972 年 11 月 29 日，我如期产下了期待已久的男孩。一个圆滚滚、胖乎乎的小肉球（他长得眉清目秀，我当时觉得相比一般的初产儿，他长得有点过于端正了）。儿子呱呱坠地，我激动地流下了幸福的泪水。

在孩子出世以前、男女未辨之际，丈夫已经许下宏愿："此生要生三个男孩。长子要培养成像我一样的科研人员，行动彻底，有始有终，名曰'彻行'。"（后来觉得"彻行"这个名字过于雄赳赳气昂昂，故而更名"彻之"。"行"与"之"在日语的训读中皆念"YUKI"。）孩子还在肚子里时，丈夫已经对着肚子深情地千呼万唤："TETSUYUKI"，充满着父亲的期待。

丈夫是生物科研人员，就职于某食品公司的研究所。

当时我们在神奈川的川崎安家，由于我的父母热切盼望第一个外孙降生，所以我去福冈娘家待产。

一听生了个大胖小子，丈夫匆匆从川崎赶来，兴奋难抑，前后左右不停地拍照片。

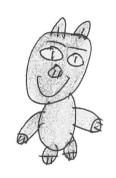

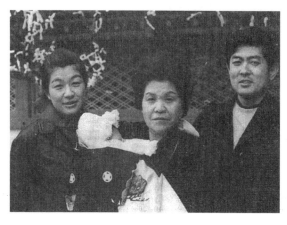

家母抱着大外孙，在福冈的香椎宫。（两侧是丈夫和我）

怀孕和生产都很顺利。喂他母乳，孩子心满意足地依偎在我的胸前熟睡。感受着爱子的体温，我陶醉在初为人母的喜悦之中。三个月后，返回川崎，我继续每天给彻之晒日光浴、做婴儿体操，日子过得很惬意，仿佛彻之就是我生活的全部。

* 默不作声，旁若无人

但是，一年过后，我慢慢觉察出彻之的异常。在公司集体宿舍的庭院里，妈妈们经常带着自己的孩子聚在一起，其中也有不少同龄的小孩。

带他外出游玩，他只喜欢呆在沙坑里，对荡秋千、滑滑梯毫无兴致。对沙子却表示出超常的兴趣，用铲子挖坑，铲入桶里，玩个不停。或把沙子从右手的容器倒入左手的容器；或堆成小山丘后浇上水，凝视着沙丘溃塌的过程。递给他玩具车，他只会在沙面上排列、堆积，并不会推拉着玩具车跑。他的玩法与其他小孩迥然不同。

他对其他孩子、其他妈妈看也不看一眼，自顾自默默地玩着，甚至对我的呼唤也无反应，旁若无人。周围的人对他来说仿佛是空气一般。

我至今仍记得有人说："彻之的表情挺像哲学家的。"

玩具玩法与其他小孩不同，我倒不太在意，我最在意的是语言不通的问题。他会一边排列写着"あいうえお"的日语假名积木，一边念着"あいうえお"（念的音与实际并不符合）。在喃喃自语中，有"有了！1、

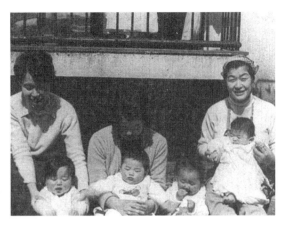

公司宿舍楼里同年出生的婴儿们在晒太阳。（右为彻之和我）

5、10"之类的单词，以数字居多。但当我再度问他"什么"，他又不理睬了，只是独自念着零碎的单词。而这些单词并不是意识到对方的存在、用以沟通的交流性语言。

而且，别人叫他，他也不回头理睬（耳朵没毛病，对电视里的广告语有反应，嘴巴也能开口发音）。我对他说话，他理都不理。提醒他别把沙子塞到口里，他置若罔闻。遇到危险，连提醒他注意都成问题。

彻之一岁九个月的时候，我真正开始担心了，去咨询保健医生。医生宽慰："孩子发育因人而异，略有早晚，不必在意。观察观察吧，没事的。"听完我松了口气，自己说服自己："毕竟是男孩，开口晚呀。"

但是邻居的孩子们在语言出来以前，会用手势、表情等肢体语言明白无误地向家长表达自己的意思。例如，尿在裤裆里时，他们会将手按在裆前，一脸痛苦状，以示"尿湿了"这个信息。可是彻之却没有这些肢体语言。

我想，尽管彻之不会说"小便"，但能念数字积木上"4、5"的音（一岁半时他开始对数字感兴趣）。在日语中，"小便"的发音刚好与"4、5"相近，假以时日，他总有一天会告诉我"小便"吧。

当时的我并不明白真正的语言的含义。所谓"真正的语言"，并不单纯是因音发声，而是在与人交流的过程中，心智随之发育的载体。想把自己的心情、想法表达给对方，才会出现语言。

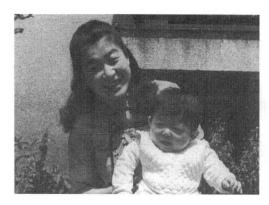

在他腋窝下挠痒逗他笑，我俩的笑容不太协调。

＊ 跟我没有目光对视

其他小孩在玩具被抢、碰到困难或讨厌的事物时会跑到妈妈的跟前求助，彻之不会这样。即使玩着的玩具被抢，他也满不在乎，只会溜到另外的静处，继续独自摆弄。我当时还往好处想："这样也好，少与其他小孩吵架，少惹麻烦，挺乖的。"

他不需要我陪伴在旁，也极少要求我做什么，除非万不得已。急需的时候，好像他也不需要我的人，而只需要我的手，拉着我的手去目的地（后来才知道这个行为有个专门术语，叫"起重机现象"）。

对彻之而言，也许我只是一个提供给他食物之类的生活必需品、随时能满足他要求的"存在"，而不是真正意义上的"母亲"吧。

即使需要帮忙的时候，他也根本不看我的脸，避开与我目光接触。

我一个劲儿呼唤，让他转过脸来看我，已近恳求了。

拍照的时候，"小彻，看这边！"不管我怎么喊，他根本不理睬。只好想办法抓拍，在他面朝这边的稍纵即逝的一瞬，按下快门。（偶尔他笑一笑，我们难得地拍下这一瞬间，留下宝贵的照片。）实在想拍笑脸的时候，有时就在他的腋窝挠痒痒。

其时我不太理解彻之的行为和想法，只好自我安慰："彻之应该有自己的个性，儿子的性格不同于家长很正常。我初为人母，经验欠缺，不了解孩子吧。"凡事尽量不往坏处想，以此抵挡不时袭来的忧愁。

每次找保健医生、儿科医生商量，都被劝告："如果母亲养育小孩时

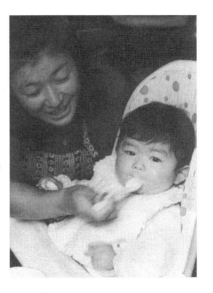

喂断奶食品。（对味道缺乏反应的彻之）

如此担心不安，那么孩子很容易受到影响，以致情绪不稳定。"只好把育儿的苦恼（如担心他不与其他小朋友玩、语言发育迟缓、尿布脱不下来，等等）纠结在心里，无法排遣，同时又一直努力保持冷静，以免自乱阵脚。自彻之降生以来，我坚持每天写育儿日记，有意识地把彻之的行为往好处想，记录在日记中。

翻翻先前的日记，有以下的记录："对文字、数字、记号、标志、沙子、水之类的东西表现出强烈的兴趣"，"人家对他说话，不理睬"，"甚至不愿与自己的妈妈交流"，等等。现在才知道，原来往日的担心正是来自这些自闭症者特有的症状！但在当时，做梦也想不到一系列担心的问题会被最终定性为"发育障碍"。

＊ 玩法怪异特别

脑袋能抬起来了——2个半月，能坐起来了——5个月，能走了——12个月……每当在日记中记录彻之的成长状况或整理照片时，我都为他的快速成长感到欣慰。身体毫无异常，十分健康，符合育儿书籍所载的健康指标。

虽然彻之最初只沉迷于玩沙，之后兴趣移至玩水，大约一岁半时开始爱荡秋千，之后会滑滑梯了，感兴趣的游戏（玩具）类型渐次拓宽。三岁左右，或独自在滑梯、秋千、攀爬架上默默玩上半天，或聚精会神地堆

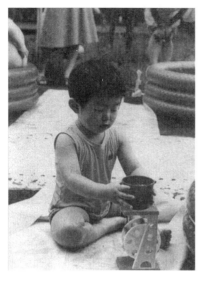

看上去挺聪明的样子。彻之在熟练地玩水。

排积木，或熟练地玩起小汽车。两岁时开始会读文字、数字；长至三岁，已能摹画或书写一些简单的图案、数字、文字之类了。

儿子虽然行为有点怪异，但面相聪明，记忆力出色（电视中看到的文字、标志能马上画出来）。因此，我心存侥幸："也许儿子是天才呢。"

单位宿舍的邻居们经常开玩笑："小彻将来说不定会成为获得诺贝尔奖的大人物，送给咱的画让他签好字吧。"

对想要的东西，彻之既不用手指指，也不请求"帮我拿一下"，而是自己搬凳子过来，自己拿下架子上的零食。另外，他特别喜欢乐高拼插玩具和塑料组合玩具，用稚嫩的小手组装拼合几个小时也不厌倦。

丈夫赞不绝口："这么小就开动脑筋了，充分具备成为研究人员的素质。"于是，我们夫妻俩投其所好，成了玩具店的老顾客，一有新的组合玩具产品上市，就马上买来让他玩。

彻之还酷爱画图写字，我们就为他准备了一大堆铅笔、蜡笔和图画用纸。

＊游戏玩法也怪异离奇

我一开始打扫房间，他就把气球放在吸尘器排气口正上方，让气球飘起；爬上滑梯，把沙子从小拳头的缝隙中漏落下来，任其随风吹散（有时沙子飘入下面小孩的眼睛里，受到斥责）；拖起水管，加减水压，到处

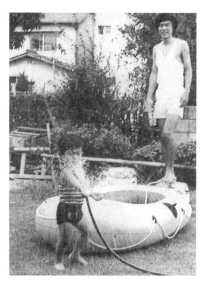

调节水压洒水。(和舍弟在娘家的院子里)

喷洒（有时把周围的小孩们浇成落汤鸡，挨一顿骂）。他对风和光特别着迷，好像是在和它们忘情地游戏一般，我至今记得那些不可思议的情景。他完全沉浸在自己的世界里，双目炯炯，忘我地玩着。

彻之刚过两岁的时候，我怀上了第二个孩子。丈夫盼望此生有三个孩子，我们经过商量，按计划实施。像对彻之一样，丈夫对第二个孩子也寄托着其人生梦想："第二个孩子能成为政治家就好了，名字就叫政嗣（MASATSUGU）吧。"

*

第二胎还是回娘家待产。我其实很想在川崎就地待产，但考虑到照顾彻之须臾不能分神；丈夫平时又拼命工作，舍家为公，不能指望他帮一下忙，只好借助于老家的力量了。

当时的彻之转瞬间就会夺门而出，到处乱跑，大人必须跟随左右。他没有语言，不理解禁止的指示和指令，根本不听人家的话，简直变成了一个难带的小魔王。

归省正值夏日，读大学的舍弟放暑假，和他的朋友们每天陪彻之玩。老家庭院宽阔，足够彻之跑来跑去，也任他拖橡皮水管到处喷洒草坪；或者由大人陪着去附近的公园玩荡秋千，每天都在游玩中度过。

他特别喜欢动作幅度很大、满地翻滚的游戏，越"野蛮"越来劲。比如，抓住他的双手，使其身体飞旋作飞机状："飞机，轰——轰——"；抓住

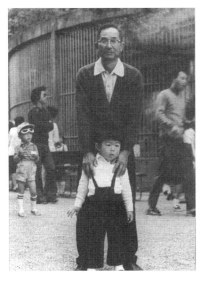
和家父在动物园。不按住他的话，他会拔腿就逃。

他的一只手，让他围着大人跑："游乐园转圈，好开心哦。"每天都玩得汗流浃背。

"发育迟缓"的诊断

以前我好几回打电话给母亲，告之彻之的状况有些不对劲，还举出许多具体的例子。每次母亲都安慰我："别跟其他小孩比，不一样也不要紧。"母亲的鼓励缓解了我对彻之的担心。在她看来，自己女儿生的孩子绝不可能是残障儿童。

但是，回乡以来，母亲与彻之朝夕接触下来，凭着自己的育儿经验以及与邻居、亲戚的小孩的情况比较，觉得彻之的行为表现过于乖张离奇，终于也担心起来："确实有点怪……也许发育上哪儿有问题吧。"

家父每天早上领彻之出门散步。门一打开，彻之就飞奔出去，或跃入车道，或跑到旁边的公寓楼上去，父亲一清早就被他折腾得筋疲力尽。在后面追赶已疲于奔命，哪有闲心在海边迎着海风悠闲地散步？

某日，老家有客来访，院门开了忘记关上（彻之在家时一直大门紧闭的），不知何时，彻之趁机溜了出去。发现他不见了，大家全体出动，拼命寻找。不久，他本人悠然而归，若无其事。大家正心急火燎，担心出什么事故，他却什么都不知道！斥责他吧，也毫无愧色。

大家看法一致："真是奇了怪了……"

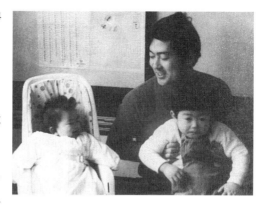

＊首次去看专家门诊

1975 年 9 月 17 日，第二个孩子顺利降生。男孩。

丈夫此次反应比彻之出生时淡定多了，等我出院一阵子才过来。看到小儿子的长相与婴儿时的彻之一模一样，他笑逐颜开（现在如果把同一时段的两个儿子的照片摊开看，仍然分辨不出哪个是兄哪个是弟）。名字丈夫早已想好，就叫"政嗣"。所谓"彻之成为科研人员，政嗣成为政治家"，做父母的总想望子成龙吧。

家母问丈夫："你是否觉得彻之有些怪？"丈夫正在兴头上，哪里听得进去，不屑一听："您老养育儿女是什么时代？现在两样了。"

丈夫因公先回川崎，家母劝我："可能要惹邦彦抱怨，但是为了放心起见，还是去看看专家吧。"于是去福冈小儿保健所咨询，那儿也是我参加过孕妇培训班的所在地。

在保健所叙述了彻之的情况，医生认为需要检查一下，于是约好九州大学附属医院小儿科的专家来保健所的那天再领彻之过来。

当时政嗣已满月，彻之两岁十个月。政嗣晚上哭得厉害，喂完奶仍然哭个不停，要抱好长时间才能把他哄睡。再加上一直担心彻之的问题，我实在疲惫不堪，几近身心俱摧的地步。

在家母的陪同下，我领着彻之去保健所。在游戏治疗室（play therapy room），让他在游戏过程中接受诊查。我想陪他玩，但自身当时也很紧张，力不从心；彻之也不爱在那里玩，欲逃不能，只顾自己空转。我呼唤他，

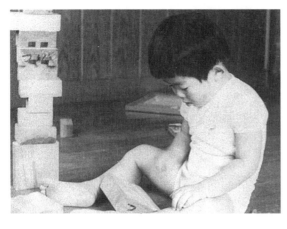

用家父锯木头的边角料堆积木。

他没有反应，更谈不上过来亲近一下。我在现场真是羞愧难当，好像自己的"母性"在接受考验，自己成了失职的母亲。彻之也不配合专家的指令，对此我觉得很难为情。

检查的结果：发育迟缓。而且发育程度很不均衡，有些部分（记得专家指"动作性"）发育得很好，而语言性和社会性等部分完全没有发育，与正常同龄小孩相比，差距非常大。

最后诊断：非正常发育儿童。

我当时不了解自闭症，因此对"有些部分发育很好"这句话十分重视，当作救命稻草，以为尽管彻之有点异常，但并不是智力发育迟缓的"精神薄弱儿"（又称"精神迟滞儿"）。当初根本没想到，彻之的障碍事实上远比"精神薄弱"（现在称为"智力障碍"）更为严重。

但是，凭着母亲的直觉，似乎专家认为彻之的问题十分棘手，这孩子非常难带。据说九大医院有这样的小孩来过，会不会彻之就是类似的特殊儿童呢？莫名的不安掠过心头。

后来才知道，当时专家们对自闭症的成因不甚了解，他们之间流传着这样一种说法——自闭症是由家长教导无方、家长自身有心理问题而引起的（当然，今天这种说法已被完全否定）。另外，因为没有明确的治疗方法，有些医院甚至以此为由，拒下诊断。

［如果换成现在，对当时的彻之应该可以诊断为"自闭症倾向的精

神发育迟缓"吧。此后，三岁半时彻之在川崎市疗育咨询所，四岁时在神奈川县小儿疗育中心都被诊断为"有自闭症倾向"。八岁时在佐贺国立肥前疗养所情绪行为障碍中心被诊断为"小儿自闭症"。最近（二十九岁）在横滨发育诊所被诊断为"典型自闭症"，判断自闭症的十二项标准全部对上。]

＊ 一切原来是因为有障碍呀

当时专家交代："回川崎之后，刚好能赶上三岁儿童健康例行检查，到当地的保健所好好地接受指导吧。"

我心里没底，问道："怎样的指导呢？怎样带这孩子才好呢？"

专家建议："在日常生活中禁止看电视，把挂历之类藏匿起来，以免他与数字接触。倾注母爱意义重大，放慢语速对他说话。还有，为了提高他的社会性和协调性，很有必要让他接受外部刺激，充分经历各种事情，因此，要把他放到孩子的集体中去。"

一回到川崎，我就赶往幸区保健所。那里的保健医生说："先观察一段时间吧。这儿每月召开一次育儿咨询会，到时候过来问问情况吧。"

听完这话，我心里舒坦多了："毕竟是'先观察一段时间'的程度呀，应该是轻度障碍吧。"

以前对丈夫提及"彻之有障碍"的九大医院专家的诊断，他根本不相信，反而说："要成为对事物深入思考的人，必须要具备集中注意力于一个对象的素质。这是穷究一个专门领域而不受外界干扰所不可缺少的素质。彻之必然会成为优秀的科研人员。"彻之种种障碍的表现在丈夫看来都是"特长"，不忧反喜。

此后三年间，尽管专家们诊断彻之有"情绪障碍问题"、"自闭症倾向"，丈夫依然故我，坚持己见："情绪方面的偏执是彻之的性格使然，是其个性，而非问题。"他坚决不承认自己的儿子是残障儿童。一听"彻之有障碍"，我当初真不敢相信自己的耳朵："为什么？"眼前一片漆黑。

可是彻之的问题是明摆着的。教小孩大小便是每个母亲给小孩立规矩的起始，但是我怎么教也教不会。弃用尿布改穿练习用的短裤也没有用，他照样无所顾忌，满屋滴溜小便，甚至把大便蹭到地毯上。我跟在他屁股后面不断地擦洗地板、换洗地毯。

因此，面对诸如此类的离奇行为，担心和无助感一直萦绕心头。"原因在于其本身有障碍"，这个谜底解开之后，心里有一种豁然开朗的感觉。事隔多年，我仍清楚地记得当年的心境。

如何才能痊愈？如何培养才好？

问题在于，谁也不能具体地为我指点迷津：怎样培养他才好？如厕等规矩怎样才能教会他？

彻之不会的事情仍然有一大堆，我的担心又加剧了。尿布拿不下来，就不便领他去别人家里玩。只好在家中面对着语言不通的彻之，一筹莫展，情绪低落到谷底。

我有时抽空去书店和图书馆，寻找针对彻之这一类小孩的书籍，从中了解引导说话、教导好习惯等的育儿方法，一找到就迫不及待地阅读。

书中"自闭症"的词语跃入我的视野，描述的症状与彻之非常相似。我恍然大悟："原来彻之患的是自闭症。"

可是遍稽群书，没有一本书具体叙述自闭症者如何痊愈，如何发展其语言，如何给孩子立好规矩。我需要的是具体可行的方法。

书本提及的方法都语焉不详，尽是些无关痛痒的建议："把他着迷的东西拿远点"，"电视机之类的声音是机械音，对孩子没好处，要用母亲的自然嗓音对小孩说话"，"用深沉的母爱照顾他，不急不躁地与之接触"，不一而足。

更可悲的是，当时的媒体对人们还陌生的"自闭症"病名进行耸人听闻的报道，更加助长了正处于育儿漩涡中的家长的不安。而且，舆情汹汹，把自闭症的成因归咎于家长的性格、教育方法出现了问题。

"在育儿过程中我做错了什么？我的性格哪里恶劣？"我重新翻阅自彻之降生之日起不间断地记录下来的育儿日记，找不到责任在我的答案。日光浴、婴儿体操、离乳辅食都是用心去做的；每天外出游玩、散步都是亲历亲为的。到底错在什么地方？

对丧失育儿自信的我来说，最恳切的愿望就是希望有人告诉我：正确的育儿该怎样做，今后该怎样培养彻之，怎样治愈自闭症。

于是，又去听自闭症专家的讲座，又去熟读自闭症的相关书籍，重点部分还划线加注，又郑重其事地收看残障儿疗育的节目。另外，还想了解一些实例，就去搜集一些前辈家长们写的《自闭症儿的育儿记录》之类的书籍，认真地阅读。

总之，为了打消将来不可捉摸的不安，如坠海将溺之人，到处乱抓救命稻草。但是，虽然收集的信息和资料堆积如山，可我仍然找不到如何培养彻之的门径。对将来的绝望感就像荒草一般在心头蔓延。

"我真是有个不幸儿子的不幸母亲啊！我的人生将黯淡无光……"未

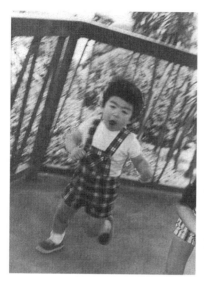

一刻不停地转圈跑。

来凄凉的人生景象不时掠过脑际，我甚至决绝地想：既然人生如此悲苦而无意义，那么索性带孩子一起自尽算了。

踯躅生死之际，比彻之小两岁十个月、刚刚出生的次子政嗣的存在打消了我弃世的念头（关于政嗣的情况，将在第3章介绍）。

＊ 从安静到多动

丈夫坚决不承认彻之是残障儿，不允许他参加针对残障儿的疗育和训练。在游乐场所，其他的孩子都一起玩得很开心，可是我却面对着根本不理人的儿子，每天坐困愁城，唉声叹气，不知如何才好。

两岁以前，彻之能在沙坑里老老实实地玩着；三岁一过，一下子变得超级多动，到处乱跑，实在难养难带。小男孩活泼一点，家长应该很开心，可是他没有语言，不会交流，行为也失控。我和他无法进行情感交流，既不了解他想做什么，也不能要他做什么。他的情绪变化无常，刚才还在咯咯笑呢，转眼间或哭或怒，完全无法捉摸。

以前即使被别的小孩欺负，或被抢玩具，或挨揍，彻之一声也不吭，迅速溜走，对对方没有反应。如今脾气剧变，排列整齐的玩具汽车稍被挪动，则势如着火，又哭又闹。因此，他没法与其他小孩交上朋友。

再者，怪异的行为也出现了。他或是垂直打桩一般咚咚地跳，或是咕噜咕噜地转着圈儿跑，或是不停地翻抖手掌，或是在空中比划写字。走路姿势也怪，经常踮着脚尖走路。

两手捏着小石头，到处乱画。

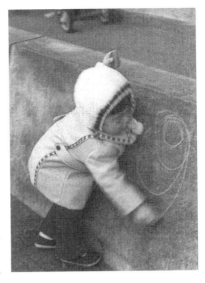

他一看到人家的门铃、住宅火灾警报器就要冲上去按一下。

他一发现外界有好奇的东西，或夺门而出，或挣脱我牵着的手飞奔过去。好几次逼得路过的汽车急刹车。

以前他只在家里默默地写写数字、汉字，画画记号等，自从发现这些东西不仅存在于电视、书本之中，而且遍布外面的道路、店铺、墙壁之后，似乎为了"确认"这些符号，逮住机会就往屋外跑。在人家的墙壁上、建筑物上、道路上乱涂乱画，甚至在人家汽车的前盖上涂鸦。

我的视线不能离开彻之一瞬。他的表现迥异于三岁同龄的小孩，不能简单地以"活泼调皮"来形容，已经超出性格、个性的范畴了，我还想过：彻之的发育方式是不是与一般的孩子不同呢？

妈妈们对彻之的怪异行为困惑不解，每次她们问我："怎么回事？他为什么做这样的动作？"我真不知道怎样回答才好。身为人母，却不明白自己儿子的行为究竟是怎么回事，是件多么羞耻而悲伤的事呀。

总之，我当时迫切地想从孤独感（唯我不同）和绝望感（唯我不幸）中解放出来，寻找命运相同的妈妈们，与她们相互倾吐苦衷。形只影单的我，多么渴望找到同伴呀！

＊ 要从孤独和绝望中解脱出来

现在，"超早期疗育事业"在川崎市已经开展，从零岁开始的残障儿疗育正在实施。但在当时，公立的疗育机构尚未完善，全市只有一个疗育咨询所，在那里每周只召开一次"残障儿训练会"。而且，大家还要排队等号，一等就是半年以上。

我希望多少了解一下彻之的乖张行为，结束这种状态，尽快返回正常。因此，无论如何也没有耐心去静等半年。而且，一周一次的训练次数太少了，我想找个每天能去训练的地方。

此时想起诊断彻之"发育迟缓"的医生的话——"把他放在孩子的集体中培养"，于是就去找附近的幼儿园商量。但是找了七家，均被拒绝。对方的理由是：一转眼就不知道他跑哪里去了，我们不知道怎么教他，太费劲了，人手不够。

没人能告诉我该做什么、怎么做，没人能帮助我。

要在惶恐不安中等待半年，我该怎样忍受这段时间孤立无助的煎熬呢？

相聚

一直在孤独中煎熬的我终于与特殊儿童的妈妈们相聚了。

当时有个"川崎向日葵家长会"在市内各区域设立"地域训练会",恰巧离我家一箭之地有家刚成立的"幸地域训练会",借用幸保健所日吉分室的场地举办活动。

幸保健所每月一次召开的育儿咨询会我都参加,但觉得单靠这个还不够,于是向保健医生申请参加在分室举办的地域训练会。所谓"地域训练会",是在当时缺乏像现在一样完善的疗育中心,而公立幼儿园又拒收残障儿童的情况下,由身处困境的家长们自发组织运营的残障儿童疗育场所。

＊专家、政府也伸手援助

1976 年 1 月 8 日,经保健医生介绍,我领着刚满三岁的彻之,背着刚能抬起头来的三个月的政嗣,去参加幸地域训练会。

那里已有九对母子。年轻的妈妈们正与孩子们玩得热火朝天,气氛相当欢快活跃。我们母子很快融入这个集体。

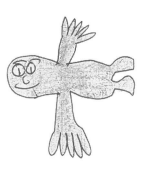

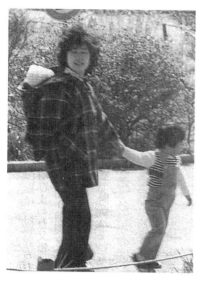

"地域训练会"时期的我。

此会是人数不满十名的家长组成的小团体，利用保健所的空档时间每月举办三次，市里还派人过来指导。

每次由家长们自己事先设计课目和流程，到时把地毯、桌子、椅子、道具从仓库里搬出来，布置会场。一切都要我们自己亲自动手操办。

入会既满两个月，我被推举为会长。带着两个孩子（一个超级多动，一个还小，小的还不能坐起来），本来就已够累，再兼会长之职，简直忙得焦头烂额。但我还是挺看重这份工作的，觉得这不失为学习和锻炼的好机会。

我一下子遇上这么多特殊儿童的妈妈，心情就好像久旱逢甘霖。为了表示这层谢意，我接受了会长的职务。在大家的支持下，工作干得很舒心。社区的志愿者（也是残障儿童家长，现在仍是铁杆支援者）一直无私地帮助我这个新妈妈，替我哄哄抱抱小政嗣。

在地域训练会，桌面课目有画画、玩粘土、剪纸、手指画等；运动课目有球类游戏、软垫运动、钻山洞、平衡台、跳箱、跳床等。

各月还安排富于季节性的活动，例如：节分、稚祭、七夕、圣诞会等 ①。

还组织外出旅行。近则去本地梦见之崎公园、三池公园、鹭沼游泳池、生田绿地，远则去东京塔、夏日乐园、儿童王国、多摩动物园等处。这些

---

① 译者注：节分是指立春前一日，日本人用柊树枝把沙丁鱼头挑起插在家门口，在屋内撒些炒豆，以被疫招福。稚祭是三月三陈列偶人，为女孩祈福的节日，现在相当于日本的儿童节。

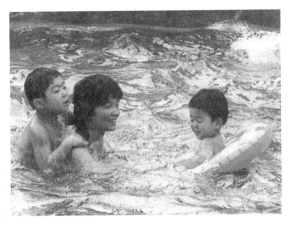

在游泳池向特别喜欢的板垣百合子小姐撒娇。（右为政嗣）

都是大家一起企划，付诸实施的。

当然，举办的活动不止于游山玩水，大家策划讲座，参观已在接纳特殊儿童进行融合教育的保育园（但尚未被政府认可）；考虑到孩子将来长大后的可能去向，还一起去参观辅读学校、福利院。

另外，还争取到与本地的南加濑保育园合作，每月进行两次"交流保育"（每次安排在上午，一个小时）。

当初地域训练会既缺赞助资金，又缺人手。还好有保健医生、社工以及政府相关职员的积极帮助，政府还派给我们指导人员。训练会举办的次数也相应增加，从每月三回增至每周二至三回。特殊儿童陆续加入，预算也逐步到位，并且还配置了专职人员。

其中的板垣百合子小姐就是神奈川县小儿疗育咨询中心派给我们的一位专职人员。她是我不可多得的知心朋友，一直在帮我从育儿的烦恼之中解脱出来。有一次，我说了句丧气话："我再也撑不下去了，索性带彻之一起去死算了。"她回应道："要死你自己一人去死吧，彻之由我来养。"我马上被激起来：连他人都能抚养，作为亲生母亲的我没有理由不能抚养！她那"拙劣"的激将法在关键时刻倒激励了我。她始终真心地接纳着"原汁原味"的彻之。

地域训练会条件简陋，不像公立疗育中心、机构那样设施齐全，且有固定的场地供残障儿童训练。训练会的场地只借用保健所的一室之地，

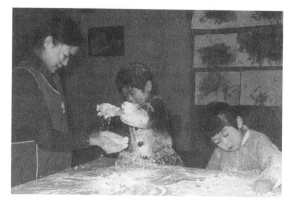

在地域训练会，玩小麦粉粘土。（右为浑身是粉的彻之）

由于紧邻住宅小区，难免有一般居民进进出出。虽是陋室，但仍有专家过来支援、指导，这一点实属难得。

＊ 育儿，从孤苦到快乐

我参加地域训练会的最初目的是训练彻之，在进小学之前治好他的障碍，但实际上我总是将彻之撇在一边，热衷于训练会的运营。回到家里，母子两人精疲力尽，心想："今天到底做了哪门子训练呢？"

虽叫训练会，但总觉得每次都徒有虚名，只不过是残障儿童及其兄弟姐妹、家长、志愿者大伙聚在一起，愉快地游戏一场而已。即便如此，我已十分满足。家长们群策群力，相互帮助，相互鼓劲，形成牢固的集体观念。在这里，我们可以互相诉说烦恼，而不必有任何顾忌。我们以自己的力量，在摸索中运营，亲力亲为中，逐渐恢复了重返社会、承担责任的自信。从这个意义上说，地域训练会不仅仅是孩子的训练会，也是家长的训练会。在此，家长们可以学习做"父母的本领"，可以开拓视野，可以交上知心朋友。

我能遇上地域训练会是幸运的，与大伙一道参与各种活动，以往的孤独感消失了——我不再是孤军奋战了；重新拾回了失去的育儿自信——毕竟彻之的障碍并不是我的育儿方式出问题引起的；心境也坦然多了，不像以前那样为彻之的许多行为而纠结——毕竟他有障碍呀。

自此，我再也不以彻之的障碍为耻，完全以平常心接受了现实。育儿之事，亦从孤苦转变为快乐。说是育儿，其实也在"育己"（在日语中，"育儿"和"育己"的发音恰好相同），自己也在不断成长。虽身为特殊儿与幸地域训练会的朋友们在游乐园。彻之（前排左三）即将逃跑！

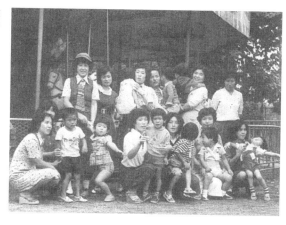

童的母亲，我也要生活得有模有样、有滋有味，要活出人生的本色来。拨云见日之后，我逐渐恢复了开朗的秉性。

刚刚得知彻之是障碍儿童不久，在老家长的讲座中听到："在抚养残障儿的过程中，我自己学到了许多东西，人生变得更有意义。作为这孩子的母亲，我不后悔。"当时我还不虚心，暗地揶揄："不是在逞强吧？不愿承认人生的失败吧？"但后来，我的想法发生了变化。为了像她一样过上有意义的人生而努力。彻之与别的孩子不一样也不要紧，挑战在普通育儿指导书上找不到的育儿方式，或许是件有趣的事情吧。短时间内看法转变得如此之大，真是不可思议。

＊迈开在地域社会中生活的步伐

多亏专家们适时给我提供了社会伦理基础理念，这些理念对作为家长的我实施明智的育儿方式具有指导性的作用。

○"正常化"（Normalization）的理念：残障人士应有与普通人对等的平等关系，互相求同存异，尊重对方的人格尊严；对残障人士不加以歧视，接纳其作为社会一分子参与生活。

○"融合"（Integration）的理念：为了实现前述理念，有必要让残障人士融合在正常社会中共同生活。

正因为有了这套理论武装，后来我才有勇气坚决要求"把彻之放进保育园"、"让彻之上普通学校的普通班级"。在彻之上小学二年级的时候，

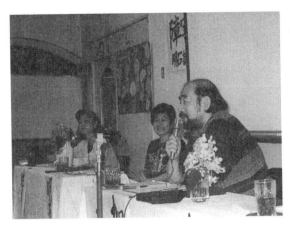

最给力的支持者加藤一男先生在演讲。

因丈夫工作调动而迁居地方城市，即使当地人都认为残障人士应该去福利院寄养，我还是逆流而上，向当地政府部门、社会各界大声呼吁"在地域社会中生活"的重要性。

其中必须提及的是时任电机劳连（现称电机联合，相当于机电公司的工会组织）福址顾问的加藤一男先生。能结识加藤先生是我们一生的幸运。甚至可以说，在与彻之同行的二十九年间，面对任何挑战，如果没有先生的提携，彻之的成功将无从谈起。从保育园的入园，到小学、中学、定期制夜校高中的入学，再到学校的陪读，更到作为就业劳动据点的作业所之建立，最后到迎战公务员考试，无论碰到怎样的难局，总有先生坚定地站在彻之的背后，提供强有力的支持。

当我在现实的壁垒前踟蹰不前时，加藤先生会在征询彻之本人的想法——"想去"、"想做"之后，有时严厉、有时委婉地向我提出恰当的建议，在背后推我前行。

＊ 广义的地域训练会

来地域训练会的，不只是残障儿童，也有普通儿童，他们只是或缺少朋友，或不太会与其他小朋友玩得来，或语言出来稍晚。除了这些发育稍微"慢"的孩子之外，还有为育儿问题苦恼而无伙伴可商量的家长。

过了一段时间之后，这些儿童赶了上来，与普通孩子没有差距。后来，他们升入小学，成为彻之的同班同学，仍然继续帮扶着彻之。家长们经常外出教他社会规则。

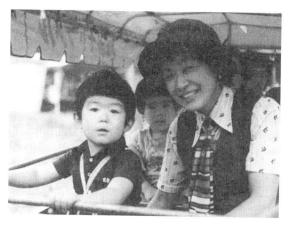

则在生活上支援我。有一次福冈的娘家突发不幸，急需我们回去，但又不便带上彻之。有一户人家住进我家，帮我应急。让彻之寄住到别人家里，不太合理，还好他们十分了解彻之的情况，于是我就邀请他们暂住我家，放心地委托其照顾留守的孩子。

　　如今我们已经成立名为"蓝天之街支援中心"的社会福祉法人组织，可以在类似的情况下支援特殊家庭。但在二十年前，许多家庭仅仅因为家里有个残障儿，家长就寸步难行，甚至无法分身去参加亲戚的红白喜丧，以致不能尽到社交礼数。

　　借地域训练会这个平台，我们结交了许多志同道合的朋友，大家相互帮扶，已蔚然成风。

　　（1993 年在川崎市内成立了配套完善的三家公立疗育中心，为身陷育儿苦恼的年轻家长们提供援助。由于当初的目标业已实现，因此地域训练会完成使命，退出历史舞台[1]，心底里感到一丝遗憾。）

拥有确保生活和生活质量的必要场所

　　地域训练会拥有众多的志愿者，他们来自町内会[2] 的妇女部、民生委

---

① 　译者注：原文称"发展性的消亡"。
② 　译者注：相当于中国的居委会，但为民间团体。

员会、母亲俱乐部等。对于本地如此多热心人的关怀，我非常珍惜和感激。

街坊邻居都熟悉彻之兄弟俩。有时一到家就有人主动上门提出："准备晚饭挺忙的吧，小嗣由我照看一下吧。"有时彻之逃出家门走丢了，沿街商店的店主们会播放社区寻人广播，合力搜寻。各种各样的帮助，不胜枚举。

我以街坊为依靠，事无巨细，与之商量，他们也不吝推荐："那家牙科医生为人不错"，"这家理发店是可以放心的"，"想让孩子游泳，交给那位教练应该没问题"，"学钢琴的话，去跟那位老师商量吧"，等等。在源源不断的建议和介绍之下，支援的关系网络日益拓宽。

经人介绍的店家，最初由我、丈夫或者政嗣先去试探一番，与对方相识，建立一定的信任关系之后，才婉转地道出实情："其实我家有这样的特殊孩子，能否也带他过来？"店家肯定不会当场拒绝，一般都会答应："先带他来看看吧。"

＊ 耐心的牙科医生

邻居推荐的牙科诊所，最初由我和丈夫前往体验治疗，然后带政嗣过去，请医生在他的牙齿上涂上氟素。观察到这医生果然名不虚传，工作认真细致，对老幼患者皆和蔼可亲，于是决定与之商量彻之的事情。因为彻之开始有蛀牙了。

甫一提出，医生当即表示认识彻之。好像彻之曾经造访此地，完成"厕所探查"①。

一楼的书店、二楼的牙科诊所以及周围邻近的商店，彻之几乎已经

---

① 译者注："厕所探查"是彻之自小延续至今的爱好。每到一处，必先探查厕所，研究设备，方能安心。对这方面的好奇和执着，倒成了他长大以后从事清扫工职业的原因。

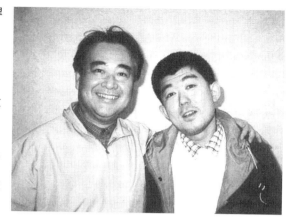

在牙医山田先生的精心护理下，如今的彻之没有蛀牙。

一家不漏地访问过了！

医生答应治疗："不知道他肯不肯配合治疗，但我会像对待普通孩子一样对待他，尽量不让他害怕。试试看吧。"

当时我还带上政嗣一起去。彻之毫无戒心，噌噌跑上二楼，他不知道牙科诊所是干什么的，一进诊所就直奔"主题"——"厕所探查"。

等彻之安静下来以后，先让政嗣坐上治疗椅。政嗣只要涂点氟素就完事了，所以无需害怕，一直笑呵呵的。接下来轮到彻之了。他看到弟弟心情不错，于是主动坐上去。刚一落座，就要去触摸周围的器械。他本来就特别喜欢按开关、按钮之类的。撤下某一按钮，看到竟然有水从细管中流出来，喜出望外。马上拿过旁边备着的杯子，汲水喝了起来。

彻之充满好奇地捣鼓，对此医生脸无愠色（我却一直在心惊胆战），淡定地伫立一旁，等着他安定下来。尽管事先已经讲过彻之的情况，但没想到医生的耐性这样好。我们真幸运，遇上好医生了。

等尘埃落定，医生才发指示："啊——张开口。"彻之斜瞥一眼旁边的弟弟，看他正张大嘴巴"啊——"，于是也跟着做，十分顺从。彻之对发出难听的刺耳声音的磨齿机兴致很浓。医生也不强行制止，允许他触摸几下再治疗，然后吩咐他撤按钮放水漱口（本来就酷爱玩水）。这么反复折腾了好几个回合。与其说医生在补牙，还不如说在陪他玩游戏呢。

牙蛀程度轻微，一次就补牙成功。不过，医生建议："以后定期来检查吧。"此后，每隔半年就去就诊一趟。

* 理发店、游泳池、钢琴学习班

这位平易近人的牙医叫山田先生，至今仍担任彻之的牙科主治医生。后来，我们家从幸区搬到川崎区，彻之依然认可这位牙医。"我去山田齿科诊所了"，拿好社保证和钱，换乘好几路公交车，高高兴兴地去那儿。对他来说，治疗牙齿绝不是件讨厌的事。

有一次因智齿长歪了生疼，他主动说："牙齿疼，去山田齿科。"在诊所，山田医生问他："疼的牙齿要拔掉，可以吗？"彻之当即同意。没想到拔牙也这么顺利。拔完牙后，由护士陪着去附近的药店，按处方买了止疼片服下。彻之学会了忍住疼痛。

以前（从幼儿期开始）彻之又哭又闹，无论怎样也不愿进儿科医院看病。就算把药混进橙汁，他也拼命拒绝服用。患病问医真是件棘手的事情。幸亏在这家诊所积累了成功的经验，此后去其他医院彻之再也不抗拒，吃药也乖多了。

生病的时候，他自己会主动讲出来，比如："肚子疼，我去医院。"

许多有障碍的儿童患牙病时不得不在大学附属医院实施全身麻醉，动静很大，而彻之却完全不需要这样折腾，反而喜欢去一般牙科诊所，因为他知道医生能帮其消除疼痛。

*

可是，后来我们迁居九州的佐贺地区（从彻之上小学二年级至六年级），在那里最初很难找到理解障碍儿童的牙医。

有个深夜，臼齿突然裂出个空洞，彻之按住脸颊，这动作表示要去看牙医。应该很疼吧。熬到第二天早上，我联系附近的牙医，在电话里还讲清了自闭症的情况。医生同意了，于是带彻之过去。但是在诊所医生对他很严厉，彻之就拒绝听从指令。结果医生不胜其烦，不愿为他治疗了，还斥责我说："等他端正就诊的态度之后再带他来！"

接着想带他去其他牙医那儿看看，可是他连呼"不去，不去"，拒绝就诊。

不过，对不愿做的事情用否定形式表达，说出"不要做××"，这还是第一次。此前为了确认他的意愿，我都不得不用选择形式提问"去，不去？"他只会鹦鹉学舌般地回答"去"或"不去"。我大吃一惊！

在当天的日记中记载道："会说 YES、NO 了，能传达其本人的意志了。真开心！"

后来只好舍近求远，去福冈的小儿专门牙科医院治好牙病。不久，总算在佐贺寻觅到了能够给予理解的牙医。

去理发店亦同出一辙。因为彻之爱用剪刀，所以在家里练习了许多次剪头发。等他坐得住之后，再带他去现场。

理发店由丈夫先去"侦查"，试试那儿的"亲和度"。理发师傅也像山田牙医一样，耐心地等待彻之安静下来，操作时动作委婉柔和，尽量在使用剪刀和剃刀时不吓到小孩（有一次因为彻之乱动，还是刮破他耳朵了）。洗头时，洗发液最初用量不多，以他能忍受的程度为限。多次挑战之后，能用洗发液洗头了。

在当地各方人士的协助下，在生活方面我们确保了彻之生活上必需的场所——牙科诊所、理发店等；同时也确保了为了提高生活质量（QOL）所需的场所——游泳池、钢琴学习班等。

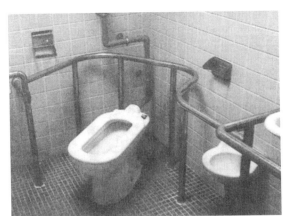

厕所探查中！（身体残疾人士用的抽水马桶，为彻之所拍摄）

因超级多动意外结识许多朋友

在地域社会中，为了争取人们的理解和支持，我积极行动。彻之全然没有这样的意识，但他的行动本身所创造的与外界的"接点"却比我多出好几倍。

他好奇心旺盛，超级多动，只要我稍不留神，他就溜到外面，到处调皮捣蛋。比如，擅闯民宅，或把东西扔进抽水马桶，以致堵塞；或随便打开冰箱，见了橙汁就喝。进商店也乱拿东西，比如去药妆店随手乱拿洗涤剂、清凉饮料，或者乱动眼药，只因为包装的盒子上印着他喜欢的图案，等等。每次他外出闯祸，我都不得不挨家挨户地去登门道歉。

但是，惹是生非的另一个结果却是，我与本地街坊接触的机会陡然增多，结识了许多朋友。从这个意义上说，我应该感谢彻之的多动（事过多年，我才有此感悟）。

只要发现人家户门或店门敞开着，他就像入无人之境，直奔卫生间，或不停地冲水，或将东西扔进去冲，以致堵塞。被责骂一番，逃回家里。而附近文化住宅、市营住宅①的卫生间的马桶不是冲水式的，而是日式（掏取式）的，不知道他对这种马桶的哪一部分着迷，总之屡次潜入后院，把地上掏粪口的盖子掀开，当然惹得对方勃然大怒。

---

① 译者注：相当于中国的廉租房。

每次彻之惹事，我都被人家斥责："你家到底是怎样管教小孩的！"

当初还不知道彻之有障碍，我有委屈没处诉说，就冲着他发火，或揍他屁股。可是当我承认彻之有障碍以后，就想对对方说："无论怎么教都不行呀！你怎么就不设身处地地想想我的心情呢？"（当然，这种话一次也没有说出口。）

世人不会那么容易就能理解我的处境，也不会那么宽容大度，毕竟惹事生非的是彻之。仅仅因为是障碍儿童就可以得到"谅解"，这在道理上是讲不通的。无论对方怎样责怪，我都只好隐忍不发。出事当天晚上，我有时心中块垒难消，通宵辗转难眠，直至东方既白。

＊ 带着手工艺品去登门致歉

惹事不断，愁眠夜长。我想反正晚上睡不着觉，干脆做些活计打发时间，总比郁闷一晚好吧，就做一些有意义的、能转换心情的手工活，也许亲自动手做些手工艺品能够"拂拭"心头的悲伤。

于是想到了用和纸制作有三个抽屉的小柜子、餐巾纸盒。

不眠之夜既多，不久就做成好几个。与其数一数有多少个夜晚愁苦难眠，还不如数一数精致的和纸小柜（上面绘有富于日本情调的图案）个数心情会更舒畅些。纸工材料还特地跑到浅草桥批发店去采购。积一月之功，居然做出十几个（可见要去道歉的次数之多）。

以前待字闺中的时候，出于好奇，我培养了广泛的兴趣。当年练就的手艺，没想到如今派上了用场。

少时家母忙于职业，很少抽空为我们亲手做些什么，饭菜和衣服尽是买现成的。因此，看到小朋友们吃着妈妈亲手做的便当，穿着妈妈亲手缝制的衣服，总是羡慕不已。稍大一些的时候，为了弥补这方面的失落，我打算什么东西都要自己会做，于是只要有时间就用心学习，终于学到了全套本领：做菜、裁缝、种花、茶道、花道、藤艺等。当时特别热衷于自己设计、自己制作，因为这样的作品在世界上是独一无二的。

结婚时的婚纱、新居的窗帘，彻之的婴儿装、褓褓、带刺绣的斗篷、裤子、镶细边的上衣……彻之穿的衣服全部都是我手工缝制的（政嗣出生以后，彻之开始多动，我也再无暇顾及这份闲情逸致了）。

第二天，我带上自己的手工作品去彻之惹事的人家致歉："昨天我家彻之到您家洗手间捣蛋了，真对不起。这个是我表示道歉的一点心意，请收下。是我昨晚特地赶出来的，您用用看吧。"

"哦，您太客气了，那我收下了，谢谢。顺便问一下，这个您怎么做成的呢？"对方一般会这样回答，百试不爽。

手工礼品还挺有人气，其中有些人家还跟我商量："能教我怎么做吗？"于是改天携带好材料，上门辅导。这样一来二去就完全成为好朋友了。

提及彻之，人家还会表示同情："那天我确实脾气大了些，怒骂一通。您千万别往心里去。当晚还害得您睡不着觉，真过意不去。"此后对彻之的态度也温和起来了。

＊ 在地域社会中生活下去，一定会找到幸福之路

几乎所有的人家都是最初盛怒，后来给予理解，并婉言鼓励。如今回溯当年，真是值得珍惜，感动的记忆多于痛苦的记忆，多亏在儿子的幼儿时期碰上了这么多善良宽容的人，我才有勇气直面困难，充满信心，积极地拥抱生活，走到今天。

彻之在外走丢时，警察们帮我找到了他，还宽慰道："小时候走丢很正常。一直把他关在家里的话，即便到了二十岁也照样走丢。找走丢的小孩，本来就是我们职责之一。"这些温暖人心的三言两语，对惶恐不安的我来说是多么重要呀！

从此，警察成了彻之的保护神（保障彻之安全的支援者）。一般在小孩调皮的时候，大人都会吓唬说，"再不听话，叫警察来抓你"，但我绝对不会这么对彻之说。

＊

我认为自己扮演的是珍惜地域社会人们的帮助，在他们与彻之之间架设桥梁的角色。为此，从小就开始使其尽量多地接触当地社会的人，让大家认识了解其本人，这一点的确重要。凡事都是从先了解其本人开始，孩子不是培养于母亲一人之手，而是培养于包括地域社会人们的大家之手。这是我的切身体会。

因此，我不能以"他什么都不懂"、"给人家增添麻烦"、"外界危险很多"、"坏人不少"为理由把他关在家里，也不能以"难为情"、"孩子可怜"为由到处将他遮掩起来，使其不跟外界接触。

只要在地域社会中堂堂正正地生活下去，一定会找到幸福之路。所谓"我要活出本色，活出精彩"，并不是藏匿彻之，自行其乐，而是要"积极地让彻之走进地域社会，一道生活"。这样，彻之才能找到符合自身的生活之道，也"活出本色，活出精彩"。

第3章
弟弟的出生

兄弟之间的纽带

宣告彻之有缺陷的同时，次子政嗣出生了。因此，政嗣从出生的那一刻起就成为"残障儿的弟弟"。我当时感到莫名的不安："同时养育残障儿和小宝宝，肯定不轻松吧。"

当政嗣刚出生两个月，头颈刚能抬起来的时候，我们返回川崎。那时彻之快满三岁。在川崎，我开始了牵着彻之的手、背着政嗣去参加地域训练会的生活。在那里，我听到前辈家长们说"只好一直要求他的兄弟姐妹迁就着，忍受着"，"没时间照顾他的兄弟姐妹，只好放任不管"，"在学校和社区也会被欺负"。难道残障儿童的兄弟姐妹就只能过着容忍克制，缺失与家人外出的乐趣，甚至会被朋友们欺负的悲惨童年时代吗？真担心啊。

还听到有人悲叹："有个残障儿在家里，将来其兄弟姐妹结婚等人生大事都成问题。"

我曾哀叹自己的人生一片黑暗，可政嗣的人生也将陷入不幸吗？不只是彻之，今后养育政嗣之路，也绝非坦途，会有诸多烦恼。对此，我已做好心理准备。虽然丈夫说过想要三个孩子，但是我不想再生了。

政嗣天真无邪的笑容给予我生的勇气。

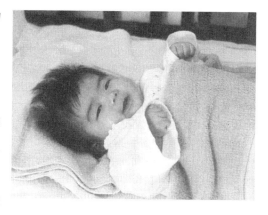

＊ 教彻之疼爱小宝宝

然而，政嗣的出生给我的家庭带来了莫大的希望。特别是政嗣把彻之深藏于内心的人类最美好的情感引发出来了。以前彻之对人兴趣索然，不知为什么对政嗣宝宝却表现出格外的关注。他隔一会儿就凑过去贴贴脸颊，吻吻脸蛋，十分在意。我看在眼里，喜在心头。

其实，当政嗣还在腹中的时候，有报纸报道说，有一个残障哥哥（不知道是不是自闭症）把刚出生的小宝宝使劲踩死了。看到这个事件后，我非常担心在我家也发生这样的悲剧。当时的彻之还不大能区分人和东西，对人不感兴趣，对作为他母亲的我也毫不在乎，我在与不在对他来说一个样。他完全浑浑噩噩，眼睛似乎看不到我的存在，耳朵似乎听不到我的声音。

他根本不在乎我的心情。我是生气还是高兴，他完全不介意。把我与别人置换一下，他也不会发觉吧。我曾悲痛地想："对于彻之而言，难道我等同于一台专门为其递送食物的机器人？即使我死了他也无所谓吧！"

因此，当知道关于残障哥哥把弟弟踩死的事件时，我开始害怕："这种事说不定也会发生在彻之身上。他也有可能像对待物品一样对待小宝宝。"为了不使彻之碰到、伤害到政嗣宝宝，我特地准备了一张较高的婴儿床，并且还给彻之买了些布娃娃和动物的玩偶，教他不要乱拍或乱扔比自己小的东西，而要学会去疼爱、去哄哄它们："乖孩子，乖孩子。"

〔其实，直到现在，彻之都非常喜欢动物玩偶。在自己的卧室和工作

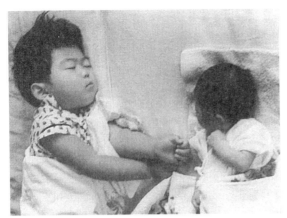

把出生后第八天的政嗣放在午睡的彻之旁边摆拍。

单位都放置了一些。睡觉时必定在枕头两侧都摆好玩偶（甚至摆放的顺序也固定），供其疼爱："乖孩子，乖孩子。"一看就知道他的精神还处在很幼稚的阶段。在彻之小的时候，我一心为了防止他踩坏小宝宝，一个劲儿地教他先学会疼爱布娃娃，也许稍微教过了头，以致形成刻板，积习难改，拖到今天。〕

　　在通过用布娃娃充分练习之后，我才让他在医院抚摸初生的政嗣，教他与弟弟蹭蹭脸颊，哄哄弟弟："好小，好可爱呀！"出院的时候，也让彻之一起来迎接，我先抱着政嗣坐上车，接着再让他坐上来。回到家后，在彻之睡着的时候，我把政嗣放在他旁边一起拍照。洗出照片后，我一边给彻之看，一边告诉他："小嗣小，小彻大哦。"我想即使彻之还不能理解"大和小"的概念，也要培养他"大的孩子要保护小孩子"的意识（直到现在，彻之每天还看看这张照片）。

＊小嗣小，小彻大

　　之后，我继续给彻之灌输"小嗣小，小彻大"的概念，无论点心还是玩具，都是先给政嗣享用，所有的东西都是政嗣优先。有些家长一般是着重照顾有缺陷的子女，让其兄弟姐妹暂且忍耐一下，而我的做法恰恰相反。因为在正常的情况下，哥哥让弟弟是理所当然的。

　　话虽这么说，最初我也担心彻之的反应。不久发觉：对没多大物质欲望的彻之来说，所有的东西都让政嗣优先，似乎也不是什么大不了的事，他也很自然地接受着这种做法。我松了一口气。

或许由于这样的习惯长年持续，彻之已形成思维定势了吧，在其长大会说话以后，仍然总是说着"政嗣（先）"，把点心、玩具先递给政嗣。在别人给他点心的时候，他也一定会问人家再要上政嗣的那份——"小嗣（也一份）"（因为要是只有一份的话，他就只能让给政嗣。）大家都夸他："真是个好哥哥啊！"

结果，政嗣非常喜欢这个什么都肯给他的哥哥，而彻之也比谁都喜欢这个时时刻刻笑眯眯地黏在自己身旁的弟弟。

（后来，彻之在我们创办的地域作业所——"蓝天坊"打工，第一次领到工资5000日元的时候，他把自己好不容易赚来的钱分给政嗣1000日元，我当场惊呆，感到无比欣慰。政嗣也格外惊喜。有兄弟的感觉真是妙不可言啊！彻之给"零花钱"的习惯一直持续到政嗣研究生毕业参加工作。对彻之而言，政嗣的存在是他人生最大的财富，这些零花钱也许是他表示感谢的一份心意吧。）

＊ 边比较兄弟俩的成长，边发现问题

再把话题拉回来。我也为政嗣写育儿日记（时间有限，只好从简），与彻之同时段的情况作比较。我这才明白彻之在哪个成长阶段出现了问题，了解到何处不足，需要补救。假如政嗣出生在先的话，也许我能够再早一点发现彻之的缺陷吧。

就拿他们刚会坐的时候的情况作比较吧。只要把吃的东西放在政嗣的眼前，他马上就会伸出手，如果手够不到的话，他就站起来，往桌子上

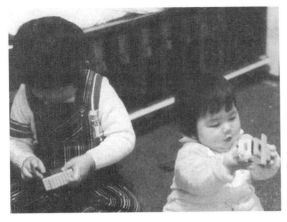

热衷于乐高拼板的彻之，黏在旁边模仿着玩的政嗣。

面爬去。而同时期的彻之，只会坐在狭窄的儿童座椅里，一动不动地等着我把放在小餐桌上的食物送到他嘴里，完全没有自发的行动，老老实实的，随你怎么喂。因此，带他一点儿也不费劲（怎么也没想到他后来会变得如此超级多动）。

再举一个两人迥然不同的例子吧。政嗣很擅长爬行，动作敏捷，要去各个地方。而彻之却总是静静地坐着，最后还是不会爬行（只是保持坐姿向前挪动几下而已）；一岁过后，以摇摇摆摆、失衡的奇怪姿态走起路来。

有专家指出，不会爬行也是自闭症儿童的特征之一，在发育过程中让宝宝充分体验爬行，十分重要。我知道了这个道理以后，休息日就和家人一起去公园，练习攀岩和爬树。因为在家无法进行爬行练习（喊他"来，爬过来"，可他哪里听你？），要是强迫的话，他就哭。不过攀岩就不一样了，要是你的手不抓紧树桩，脚不踩在凸出的岩石上，手脚不协调的话，就没办法爬。爬树也是，如果你不考虑树枝的大小及其间隔，在自己手或脚够得到的范围之内，不交替有序地施展手脚的话，也是爬不上去的。本来就喜欢高处的彻之爬得不错。对全家人来说，这不失为一项有益身体健康的运动。

养育政嗣的快乐在于让我减少了沉湎于悲伤的时间。为彻之的事情难过，有时甚至想一道一死了之，可一看到政嗣天真无邪的笑容，我就重新鼓起生的勇气，以积极的心态致力于彻之的疗育。

同时照顾两个儿子，手忙脚乱的我。

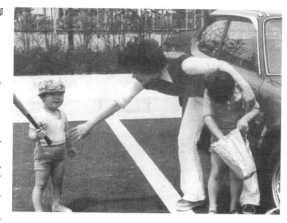

＊无论何时何地，兄弟俩都不分开

如果兄弟两人同时哭的话，我会先照顾政嗣（因为觉得他怪可怜的）。对政嗣只需要倾注母爱，柔声细语地安抚五分钟左右，他便心满意足地离开，外出玩去了。随后慢慢应付彻之一人（光是哄他使之平静下来就要花一个小时以上的工夫）。

对两个孩子的照应还算比较成功。在政嗣三岁的时候，他开始关心哥哥，会说："妈妈，彻之在哭，你过去看看吧。"可我一次也没有这样说过："哥哥有残障，所以你得担待着点。"也许政嗣作为弟弟比我更能理解彻之的心情吧。

记得有一次还发生了这样的事。有一天，在买完东西回家的路上，顺路到公园里带他俩玩荡秋千。这时我突然想起忘给彻之买鞋了，于是留下正玩得起劲的兄弟俩，走进眼前的一家鞋店。谁知彻之突然下了秋千，撒腿就跑。政嗣见状，边喊"小彻，别跑"，边两手抱起我买的东西，奋力追去。我看到这情景，马上飞奔过去，紧紧地抱住政嗣。其时彻之五岁，政嗣三岁。虽然我没交待他"要看好哥哥"，可是无意之间政嗣却担负起这份责任，也许他已经自然地理解了自己的处境吧。

无论是在地域训练会、保育园、小学、疗育营地，还是学习游泳、滑冰、弹钢琴，政嗣都和哥哥在一起。无论在什么场合，政嗣的作为比任何老师

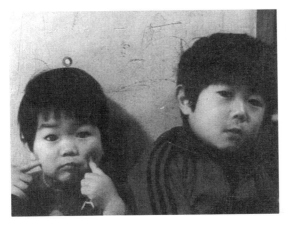

都要出色。彻之不擅长把握周围的情况，玩泥巴也好，洗游泳池的淋浴也好，穿脱滑冰的鞋子也好，一到新的环境，就会产生恐惧心理。不过，只要他看到一直陪在身边、比自己晚出生的小弟弟（不知为什么，他有这个意识）笑眯眯地在做，就会静下心来边模仿边学习，逐步学会各项技能（具体情况在后面的各章节中叙述）。

一切从磨合父子关系开始

尽管人们说"自闭症的孩子对人漠不关心"，但我还是很希望彻之喊我一声妈妈，渴望他喜欢我，喜欢家人，喜欢周遭的人们，也渴望他成为被人们喜欢的孩子。这是作为一个社会人过上幸福人生的基础。

为此，我要想办法告诉他：周围的人要比你正在刻板迷恋的东西更有趣。怎样才能让他明白这层意思呢？

想办法先让他喜欢已经厌烦的爸爸吧。我决定把修复父子俩的关系作为切入点。

* 为什么爸爸惹他厌烦呢？

为什么爸爸遭到彻之厌烦呢？因为那时丈夫正用强制威压的方式对待他。

丈夫认为，彻之迟迟不肯说话，其原因在于我尽让他看电视，没好好教他说话（当时《别把电视当保姆》这本书畅销一时，丈夫深受影响）。不能再把彻之交给我带了，男孩子三岁以后最好跟着父亲学。

为此，他每天比平时早点赶回家，以其天生的学究式的热情，对彻之实施"语言强化训练"。

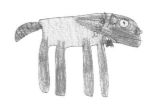

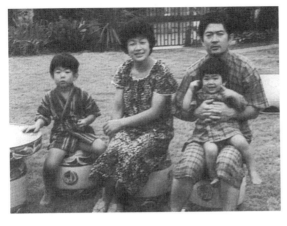

在福冈娘家，一家四口合影。

按他的逻辑：语言不出来，就通过训练让语言出来。既然彻之对文字感兴趣，就先教他文字，然后让他发文字的音，最后引出语言。

于是，丈夫让彻之鹦鹉学舌一样地学发音，强制性地逼其说话，以贯彻"父亲的指导"。

没想到马上奏效。彻之确实接连记住了许多感兴趣的数字和汉字，并且能读出音来。丈夫惊呼："果然是天才！"当时丈夫听人说"爱迪生、爱因斯坦等人少时也语言迟缓"，在电视上还看到过有关记忆力超群的自闭症者的报道。

但是，彻之仅仅会发被要求说出的语言的音，其他的发音仍然是"外星人语"，别人不知所云。从他口中吐出的语言并不是"交流性语言"。即便如此，我们依旧坚信："只要语言出来就能变成普通的儿童。在小学以前，一定要想方设法让他的状态接近普通小孩。"于是满腔热情地投入语言训练中。

但是丈夫用威逼利诱的手法，比如，一手握着装有橙汁的杯子，威胁道："说出'橙汁'，不然不给喝！"使彻之渐渐惧而远之，最终完全排斥爸爸了。

每当丈夫回家，彻之简直如临大敌，既哭又闹，拼命躲避。某次彻之主动过来牵爸爸的手，爸爸正受宠若惊之际，谁知他竟然把爸爸拉到门口推搡出去，随后"啪"的一声把门一关。

这样，别说教彻之了，就是靠近他也不可能。丈夫筋疲力尽，心灰意冷，开始回避彻之。正好当时研究工作繁忙，他经常以此为借口，连休息日也要去单位加班，平时回家也晚，要拖到彻之睡熟之后。

我左右为难，只好找主治医生佐佐木正美先生商量，顺便吐吐苦水："我家先生只管自己，抛开家庭，根本不管小孩。"先生却说："最痛苦的恐怕还是你先生吧。"

彻之不肯亲近就范，丈夫不知如何才好，在家里无法容身，只好把单位作为避难所了。这时我才开始考虑到丈夫的心情。原来以为自己不得不一个人撑起养育两个小孩的重任，实在力不从心，压力大得喘不过气来，没能体谅丈夫的苦衷。

抚养小孩是夫妻俩的共同任务。照顾两个幼小的男孩，更缺不了丈夫的参与。

那么，怎样才能使彻之接受他爸爸呢？

＊"巧克力战术"——大功告成

首先，设法让彻之不去躲避爸爸，而等爸爸下班回家。于是，我想出一个小窍门：清早将彻之爱吃的巧克力、糖果预先放在丈夫的公文包里，等他下班回家时由他拿出来分给孩子们。

我对两个孩子说："爸爸等会儿带好吃的零食来，等他来了，就可以一起吃哦。"大家一起等着丈夫回来。其间彻之熬不住了哭着想吃零食，发点脾气，我也只好劝他忍住，权当锻炼他明白"等会儿就会拿到手"的耐心练习吧。

过一段时间，一听到丈夫夜晚回家的脚步声，彻之就站在门口等待。他的目的只是要吃包中的糖果而已，但对丈夫来说，两个小孩在玄关处恭

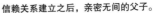
信赖关系建立之后，亲密无间的父子。

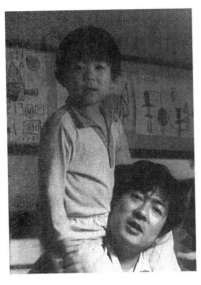

迎自己，该多么开心啊。不久，丈夫也主动去买些礼物回来，逗孩子们开心。

这样，宽松和谐的环境在不知不觉之间形成，父子间的关系也日益融洽，大家能相互接受对方了。刚开始时，彻之都是自己翻包去拿零食，不久就会从爸爸的手中接过零食了。父子俩的关系终于修复了。

＊"放下身段"陪孩子玩的爸爸

接着谈谈一起游戏的事情。幸亏家里的电视机已经藏匿起来，因此晚上才有许多游戏的时间。我们夫妻俩将彻之和政嗣置于毛毯当中，各持毛毯两端，左右摇晃着荡秋千。丈夫一回家，彻之就上去缠着要玩"秋千、秋千"。到后来不用毛毯也没关系，他主动上前握紧爸爸的双手，然后边说"咕噜咚"，边翻一个跟头。再后来叫嚷着要他爸爸把他架在肩上骑马马，也不介意与家人碰碰脸颊表示亲热。

彻之完全喜欢上了施展"浑身解数"陪他游戏的爸爸了[1]。

喜欢与爸爸一起进浴缸泡澡（我终于可以一个人悠然地泡会儿澡了），还喜欢钻进爸爸的被窝。丈夫也吐露心声："我喜欢上这个儿子了。"

从此，丈夫也积极参与照顾孩子。每逢休息天，全家四人一起出动，到附近的公园等处游玩。

---

① 译者注：或许之前的彻之父亲只动口指示而不动身陪玩吧。不管面对普通孩子还是面对特殊孩子，为人父者不可光说不练。戒之戒之。

终于懂得顾家的丈夫。

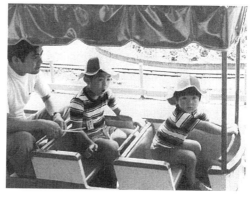

创造孩子们相处的环境

彻之既已接受家庭全部成员，一点一点地学会与家人交流，下一步要想办法营造他与其他小孩相处的环境和气氛。

虽然在地域训练会每月有三次与附近的保育园交流的机会，但每次彻之总是只蹲在角落里默默地在地面上划写文字和记号。没等别的小孩靠近，他已机警地溜走；人家再紧追不放的话，他就开始发脾气，哭闹不止。

也许一开始就置身于人数太多的环境中，他有些不适应（感到不安全），那么就暂且缩小规模，先从"小团体"做起吧。于是决定在自家开设"迷你保育园"。

单位宿舍楼里有许多闲置的空屋，丈夫向单位提出申请，借到了隔壁的房间。

﹡ 自家开设的"迷你保育园"

举办"迷你保育园"的日子，就在门板上挂个盛有塑料花的小篮子，作为通知大家过来参加的信号：今日开园。

邻家的妈妈们就吩咐自己的孩子："今天'迷你保育园'开园啦，去小彻那儿陪他玩玩吧。"

房间里没有彻之迷恋的挂历、纸和铅笔，因为听专家的意见，我们事先将引起他混乱、刺激他情绪的东西一样也不放在那里（只有水源是没有办法处理的，因为水龙头不能拆卸）。

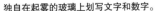
独自在起雾的玻璃上划写文字和数字。

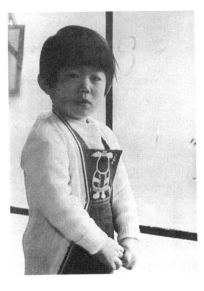

为了便于彻之和其他小朋友建立朋友关系，少量地放置了一些他心爱的绘本（例如：《面包房的爷爷》、《好饿的毛毛虫》等）、乐高拼插块、小房子等玩具。

我和小朋友们手牵手，一起玩"猜猜我是谁"、"泡泡起来了，水烧开了"等游戏。通过这些游戏，我试图让他们学一点社会性和协调性。

那么，彻之在干什么呢？他躲在一角，或在墙上写字，或在起雾的玻璃上用手指划字，总之，沉湎在自得其乐的世界中。

但是，他偶尔也向大家瞥一眼。这时，我心头一喜："好！好像对这个游戏有点兴趣了。"接下来就考虑着怎样把彻之吸引进来。

在他对某个游戏有点意思的时候，我一边和大家玩着，一边忙着追踪他的视线，看准时机就把他拉到游戏的圈子里来玩一会儿。最初他一进来就逃走，蜻蜓点水一般；慢慢地习惯以后，在圈里待的时间稍长一点；最后会牵着政嗣、可爱的小女孩的手，加入到游戏圈子里来了。

但是，如果不看准时机，硬拽进来，他马上就逃走。所以我像打开的天线一样拼命地捕捉他发出的微弱的信息，以抓住他对我们这边的世界感兴趣的时机——"现在应该可以将其吸引进来了吧？"

＊ 在地域社会中与普通儿童一起成长

在参与孩子们的游戏的过程中，我真切地体会到，普通孩子们的存

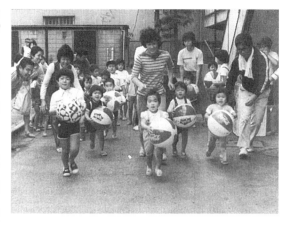

在公司宿舍的院子里和孩子们一起玩耍。（左为彻之、政嗣和我）

在对彻之的成长和自闭症症状的改善实在太重要了！

　也许因为我和彻之的特殊关系使我总想要他做这做那，所以眼睛只盯住他"不会的东西"，而且想要让他把不会的整会。可是费了九牛二虎之力，大山临盆，收获跳蚤，结果总是徒劳而终，只好中途放弃："不行就算了吧。就此打住！"无法持久。在与孩子们一起游戏的过程中我逐渐明白："发挥彻之的长处"比"改正、弥补他的短处"更简单、轻松、愉快。事实上彻之特别喜欢唱歌跳舞，而且水平不错！

　要发现彻之的特长，就要先了解他对什么感兴趣。把他没有兴趣的事物强加于他，极易逼他发脾气，徒增问题行为。

　当发现感兴趣的对象时，他目光炯炯，此时也正是把其感性和知性发挥到极致的时候。似乎总是在与普通小孩们相处的时候他才能发现感兴趣的对象。周围的孩子们玩得正欢，彻之多多少少能感受到这种欢乐、有趣、舒心的氛围吧。

　另外，孩子们的身高低于大人，视线与彻之处于同一水平线上，更有利于彻之的模仿吧。

　多亏孩子们平时善待彻之，使之明白了"与人相处，其乐存焉"的道理。

　"迷你保育园"不但使彻之习惯了与小朋友们的接触，也使我原来的愿望得以实现——把彻之置于地域社会中与普通儿童一起培养。

　后来，"特殊儿童的保育园入园运动"在地域训练会家长们的努力下初见成效，彻之在四岁时终于迈进了保育园的大门。由于他在此前一年半的"迷你保育园"体验中已经完全适应了小团体的情况，所以在更大的团体中也不害怕与其他小朋友相处了。

＊ 意识到别人的存在，学会与他人相处

这时候我还领悟出一个道理：如果大人总是以"给你做，陪你玩"的态度面对孩子的话，孩子不会感到亲切，不会把你当成真正的玩伴；只有大人自己重拾童心，真心投入，与孩子一起享受游戏时，才能意外顺利地将其引入游戏的毂中。

倘若我自身不以育儿为乐事，享受其过程，那么效果就不会好。

最初，我硬着头皮以"快乐的姿态"全身心投入于游戏当中，每天坚持下来，不知不觉之间自己好像返回了童年时代，感到浑身充满活力，而且迷上了唱歌和舞蹈，被附近的小粉丝们称为"笑脸阿姨"。

即使邻家的孩子们觉得彻之对外界毫无兴致，不大好玩，但都愿意"找阿姨玩玩"，于是络绎不绝地聚到我家（此前是利用零食钓他们过来的）。

彻之在"迷你保育园"中慢慢地能和小朋友们一起玩游戏了。在家里丈夫也参与进来，兄弟俩像两只小狗一样缠要一气，逐步学会了一个又一个游戏。

以前彻之拍打或撞倒喜欢的小朋友，是缘于他想找人家玩却不会表达，只好以这种比较粗暴的方式进行交流。他并无恶意，只是不懂与人交往和游戏的方法而已。

他特别喜欢拍打一个可爱的小女孩，我替他向那个女孩解释："小彻并不是厌恶你才拍你的，其实是因为他喜欢小爱。下次他靠近的时候，请

你提起他的手，一起做手指游戏哦。"效果的确不错，彻之会和小爱玩手指游戏了。

"爸爸（右手的拇指）跑过来了，爸爸（左手的拇指）跑过来了，在拐弯的地方撞上了，嘭——，痛啊痛。"这个手指游戏两人都喜欢玩。

拍打小朋友的手变成了邀请小朋友一起玩的手，此后学会的"去捕狮子去"、"野营啦"、"亚伯拉罕"之类的舞蹈和游戏，他也要邀请小朋友们一起做。

如上所述，我用各种方法来引导彻之，使之懂得这样一个道理——"不仅仅是你迷恋的东西，与人相处也很有乐趣哦"。一般的小孩只要自婴儿期起受家人的疼爱就会自然而然地意识到别人的存在，而彻之在这方面能力薄弱。

因此，我们要反过来意识到他的特殊存在，倾注爱心，给予细腻的关怀。结果，彻之一点一点地学会留心他人，寻求与他人的交往，尽管这是他的弱项。

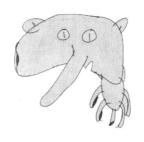

第**5**章

进入保育园

入保育园的梦想

在地域训练会上，家长们决定致力于组织"特殊儿童的保育园入园运动"，以让我们的孩子可以走出地域训练会，走进公立的保育园。

起初，家长们各自去福祉办事处，递交孩子们的《保育园入园申请》。

因为彻之已经被附近全部的幼儿园拒绝，只能去保育园了，所以我积极地参与"入园运动"。牵着彻之的手，背着政嗣，每日去福祉办事处"报到"。

办事处的职员对我说："进保育园，必须得符合因家长是双职工而无法照顾子女之类的安置条件，而'家有特殊儿童'并不构成法定的安置条件，所以你来了也白来。"

于是我问道："那么，只要我去找份工作，就能让入园吗？"对方回答："即使是双职工家庭，也要考量这户人家的实际经济状况，家计窘迫、太太不得不外出工作的家庭要优先考虑。贵府收入可观，真要排队，那要等到猴年马月，所以等也白等。"

同时，我们家长会成员一起与市里的福祉部长、保育科长、保育园园长进行行政层面的交涉。

从日本的情况来看，当时的滋贺县已经认可把"身有残障"作为公立保育园的入园安置条件日益坚强的母亲——我抱着两个儿子。

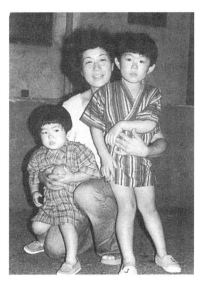

之一，正在实践以特殊儿童和普通儿童共同培养为目标的"融合保育"①。还让相关友人到滋贺县实地调查，大家一起质问川崎市政府："为什么在滋贺能做到的事情，在川崎却做不到呢？"

不过话又说回来，在对方尚未做好接纳准备工作的情况下，贸然将彻之送进去的话，保育园和孩子会相互拧巴、一起累垮的，那么后果就严重了。毕竟进保育园此事本身并非目的，整顿入园以后的环境以保障孩子的成长更为重要②。

＊弟弟先入保育园

去的趟数多了，福祉办公室的负责人看到我每天带着两个小孩来访的确不容易，或许出于同情吧，有一天向我建议："彻之君的入园无法安排，但他弟弟应该没问题，因为符合'兄长是特殊儿童，母亲缺乏育儿的精力'的安置条件。"我吃了一惊，当场一口回绝："不，想送进去的是彻之，而不是政嗣。"

但是回家以后冷静地思考："如果政嗣进入保育园，那么早晚的接送

①　译者注：日本全国分为四十七个都道府县的地方一级行政单位。简单理解的话，都府相当于我国的直辖市，县相当于我国的省，而道即北海道，是其中面积最大的。

②　译者注：日本的保育园是根据儿童福祉法设立的儿童福祉设施之一，不算学校，属于民政系统，不同于教育系统的学校——幼儿园。在因家长是双职工或患疾病等无法照料婴幼儿的情况下，保育园白天代为保护养育。入园儿童的年龄跨度比中国的托儿所还大，可以延至入小学之前。

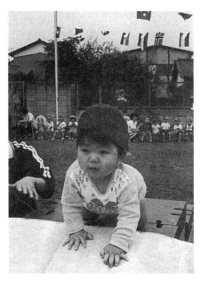

出生七个月进入保育园的政嗣，还只会爬行。

就可以带上彻之一起过去玩，因为总不能把彻之一人留在家中。这样，保育园的保育员就能'别无选择'地接近彻之、了解彻之了吧。也许这不失为与保育员直接交涉的机会。"

把政嗣送进保育园，刚开始我也想不通，更别说丈夫和亲戚们了，他们当然极力反对："居然忍心把不满一岁的小孩放进保育园！在三岁以前必须由母亲亲自养育。"

可是我力排众议，硬是去办了入园手续。无论如何都要给彻之创造一个集体环境。

五月的连休一结束，政嗣就正式入园。他刚好七个月，人见人爱。当时的心境就像要与幼子诀别一般，悲伤了好一阵子，但随着他在保育园里的生活日趋顺当，我才放下心来。没法整天陪伴反而使我更加珍惜短暂的接触时间，以充沛的母爱浇沃着幼小的政嗣。

当时社会上流传着一个"三岁神话"，即三岁以前不在家里由母亲亲自养育的话，孩子会陷入情感饥荒，到青春期往往会发生问题。可是，事实却是，小孩在保育园结识了许多小朋友，返回家里又能跟邻居的小朋友开心地游戏，这样的生活对小孩社会性的提高和语言的发展比时刻不离家长左右更有积极的意义。

＊骑自行车来回

政嗣被安排的保育园并不是先前与地域训练会进行保育交流的那所，

政嗣紧紧地握住彻之的手。
（而不是哥哥握住弟弟的手）

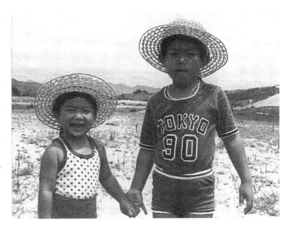

而是远离我家、位于住宅小区内的一所保育园，连去那里的公交车也没有，因此每天不得不劳顿于路途。

我背上驮着政嗣，将他要用的被套、换穿的衣物等杂七杂八的东西塞满布袋，让多动的彻之坐在后座，骑自行车赶往保育园，单程需要二十分钟。在政嗣稍大以后，我在自行车把手上安装了一个前置的小座椅，让他坐在前面。

凡事有利也有弊，上偏远的保育园亦有其好处。此后彻之也借机挤入了那所保育园；在政嗣能走稳路以后，有时在放学回家的路上要从自行车上下来，与小朋友们一起走一段路。此时，小嗣紧握着哥哥的手，帮我照看彻之。

飞机不时从头上飞过，政嗣手指天空：“飞机！”彻之也会跟着学说："飞机！"

沿途许多东西的名称，例如路边的野花啦、商店的招牌啦，等等，让政嗣当小老师，教彻之跟着念。当时政嗣正处于学讲话的初始阶段，恰好胜任示范的角色。

某日，政嗣看到路上停着一辆吸粪车，随口说："大便的汽车！"彻之马上接上："大便！"政嗣捏着鼻子表示"臭"，彻之也学样，捏上鼻子。

回家以后，彻之翻开《科学之友》系列绘本中的《大象的大便》（福音馆出版的《科学之友》绘本是彻之的至爱），喊着"大便，大便"，兴致勃勃地画了许多大便"作品"。

＊

早上去保育园都是一路骑自行车过去，没有悬念。归途中三人下车，一起散步一段路程。有时因行李过多，或因光顾听政嗣讲保育园内发生的事情，我难免分心片刻，彻之趁机奔入路边的商店或感兴趣的建筑物。

突入楼房则厕所探查，突入商店则乱拿东西。彻之平时的行为本来就引人注目，单单走在路上人们就觉得怪异，大家早已记住他的面孔。在沿途的店家之间，彻之的知名度甚高。去保育园路途偏远也有好处，就是与沿途人家的接触机会相应增加了不少。

碰上雨天，我们母子三人只好坐出租车去保育园，一路上要忍受司机不快的面孔。

现在回想，觉得自己当年做得确实不错。其实，有些日子也难免旷课。该要出门上学了，两个小孩却情绪不佳，实在难以勉强，我们就请假不去，在家休息。

讲讲后话吧。数年之后，在街上偶然碰到当年的保育员，她看到长大了的两个孩子（彻之在读中学，政嗣在读小学），回忆起当年的情景，感慨了一番："在保育园大门口，你左右手各牵着一个孩子，两个孩子不停地哭泣，而妈妈你也哭丧着脸，那个可怜样。"

是呀，以前我的确是个哭鼻虫，政嗣也动不动就哭。特别是彻之即将发脾气的时候，抢先哭的准是政嗣。也许他心里有一种妈妈即将被哥哥夺走的危机感吧。我对政嗣哭泣的心情了解得如此透彻，但对彻之发脾气的原因却根本无法知晓。

* 请求园方允许彻之玩三十分钟

回到原先的话题吧。在接送政嗣往返保育园的当口，我逮住机会就跟一个又一个的保育员讲述融合保育的重要性。由于每天见面，不久就与她们熟络起来，进而了解到她们的想法——倘若必要的条件配置到位，她们倒不介意接纳特殊儿童入学，所谓"必要的条件"，即"加配专职保育员"、"设置特殊儿童保育研究科室"、"儿童精神科医生定期巡查"等。

我把保育员的意见整理一遍，会同自闭症儿家长会的成员一道向川崎市提出申请。

政嗣刚入园的时候，我向园方提出请求——允许彻之上午在院子里玩上三十分钟。起初遭到反对，为此园方还特地召开了三次职员大会，最后才勉强通过。每日三十分钟，观察一年有余，日久生情，反对的教师也逐渐减少。

我与保育园里孩子们的关系也日益亲密起来。孩子们真是天真无邪啊。三十分钟时限一到，我要带彻之回去时，彻之好像不愿独自被带走，哭闹着要留下来继续玩。孩子们看到这情景，会请求老师："小彻不愿回去呢。老师，让他留下来跟我们一起玩吧。"

孩子们会大方地说："这玩具、这纸、这蜡笔，都借给你。"彻之独自在玩的时候，孩子们会友好地拉他加入游戏的群体。

老师们也说："通过眼前的小彻，我们真切地了解了孩子在发育过程中遇到挫折的状况，这对我们今后保育工作的改进大有裨益。"

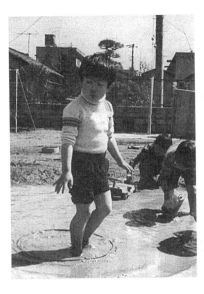

在院子里玩泥水。（从只玩清澈的水到适应浑浊的泥水）

终于入园成功

1977 年 4 月，彻之终于正式进入保育园。

刚开始川崎市要求特殊儿童进指定的保育园，我们强烈要求进"附近的孩子都去的当地幼儿园"，最后终于让彻之迈进了政嗣所在的那所幼儿园。

当时的"融合保育"远未完善，并不是谁都可以随便入园的，还要看当地保育园一方的情况，看对方是否肯接收。

此后，经过家长们的不懈努力（"特殊儿童的保育入园运动"），三年之后，终于实现"全园全入"，即全部保育园对提出申请的任何孩子全部无条件接纳（连重度残障、瘫在床上的孩子也一样，必须接纳）。

*

彻之既已正式入园，在保育园的角角落落都能找到他的名字"あかしてつゆき"。看到儿子的名字标签，我多么欣慰啊！——还好让他进入保育园呀。

彻之所在的班级叫"蒲公英班"。同年级的三十名同学分成两班，他们的班级里有十五名同学，加配了一名老师，共有两名老师。他从四岁四个月起到六岁六个月为止在这个保育园度过了两年时光。

此前彻之每天中午三十分钟在这所幼儿园游玩，历时一年以上，因此一正式入园，就习惯了这里，与其他小朋友同步体验学园生活，一起接我一边对政嗣说话，一边时刻准备抓住彻之的手。

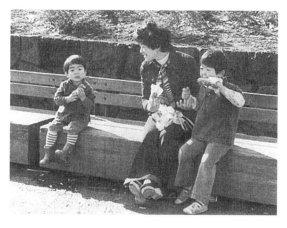

受了"适应性保育"和"通常保育"。

每当彻之去保育园，在大门口总有几位小朋友过来迎接他。一看到特别喜欢的小依乃和小薰，彻之就迫不及待地上去亲亲脸，恨不得一把抱住她们。原来彻之也有喜欢的小朋友了（一般都是可爱的小女孩）。

＊ 在园里学习日常生活技能

从入园的前一年夏天开始，彻之突然变得黏我了。喝牛奶的时候，如果我不把住杯子的一端他就不喝；穿鞋子的时候，如果我的手不碰一下鞋子他就不穿；倘若批评他，催促他"自己来"，他会马上哭闹抗拒。

另外，说不清楚是模仿政嗣还是出现返婴现象，他经常撒娇、哭泣。他在婴儿的时候不会撒娇，什么事情都不求人，自顾自地做着（现在想来，或许是他与人交往能力薄弱的表现吧）。尽管我对他突然出现的邀宠现象困惑不已，但还是挺开心的，觉得应该要接受他的撒娇，数月之间，一直顺着他哄着他。

可是入保育园在即，不让他自理不行了，告诉他："在保育园里有小嗣在呢。小嗣喝牛奶都是自己来的，小彻也自己来。"他边说"自己来"，边顺顺当当地喝完了牛奶。我立即表扬他："真棒，真棒，真不愧是哥哥。"我以政嗣为范本，着手为彻之的保育园生活做准备。幸亏政嗣入园在先，我对保育园的情况已经了解得十分透彻。

保育园与幼儿园不同，后者侧重于教育，而前者则侧重于生活，这点非常难得。保育园里有规律的基本生活习惯十分有利于彻之的成长。

上午一到保育园，就开始在教室门口换鞋，把室外穿的鞋子脱下放进写着自己名字的鞋箱，换上室内穿的鞋子。之后，午餐、刷牙、换穿睡衣、午睡、换回普通校服，等等，这一切都是普通生活中不可或缺的环节。老师们细致而耐心地教彻之，直至他学会。从不强求，而是耐心等待学会的那一天。

但是彻之在园里不吃配给的午餐，只吃自家带过去的面包，午睡也不好好躺在床上，而是躺在大大的贮物壁橱里。第一学期还是不能和大家一样适应保育园的生活节奏和内容。

彻之仍然不能与人交流，许多时间独自一人或在盥洗室打开水龙头玩，或在地面上划写交通标识、文字之类的，还隔三差五地去在二楼的政嗣的蜜桃班。有时甚至逃出园区，闯入邻近的人家……我只好在下午去接彻之之前，顺路拐弯到各家去致歉。

即便如此，由于该保育园是从政嗣婴儿时期起就开始出入的地方，保育园本身对彻之而言是可以放心的场所。政嗣的教室也好像是他逃避不想执行指令时的"避难所"。

政嗣是老师们最有力的协助者。老师们在不明白彻之行为意思的时候，或在觉得教不进去的时候，只要把政嗣借过来做个榜样，彻之就模仿着学会了。

彻之不擅长认知判断周围的情况，容易对新的事情产生恐惧心理而拒绝去做。可是，只要看到朝夕相处，又比自己晚出世的小弟弟笑呵呵地做着示范动作，彻之就会放心地去模仿。对他而言，弟弟是他可以信赖的小老师。

＊ 榜样的力量

从第二学期开始,彻之能在椅子上坐得住了,服从"坐住"这个指令了。集体的力量真是强大呀,多亏大家给他做出好的榜样。

可是彻之对运动会之类的活动不太感兴趣,政嗣看到我们来了非常开心,笑呵呵地做着动作。而彻之却无动于衷,只在那里"存在"着,等老师、同学催促了,才百无聊赖地做一点体操或游戏的动作,参与的程度很低。

第三学期开始,彻之能娴熟地用剪刀剪纸,还会告诉我一个个贴在墙上的剪纸作品的作者名字:小依乃、小薰、小靖子,等等。好像是女孩子们最会照顾他,彻之很听得进她们的话,在集体活动的时候,也愿意模仿她们,在团体中也不显得"引人注目"了。

疗养咨询所的心理医生到园里参观了团体操后对我说:"彻之刚开始独自一人在玩,体操开始时被人叫唤马上跑过去参加,顺利地与大家围成圆圈行进,在规定的位置上做着团体操动作,没有特别引人注目、干扰他人的行为,在团体中融合得十分自然。还是与普通儿童一起相处最好啊。"的确,小朋友们是最好的成长伙伴!

可是,听说在同学们的家长之中有不满的声音——"大家尽忙着照顾彻之君了",老师们也很为难,不知道如何去回应为好。我在入园伊始就主动要求担任大家不愿干、吃力不讨好的家委会委员,尽力协助园方工作,努力让园方和家长们能够理解彻之。但是让大家明白"需要特别照顾的孩子"与"袒护"两者之间的区别,还是件很难的事情。这个问题在以

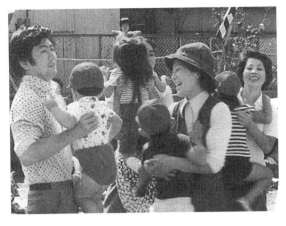

在运动会上，我和丈夫各抱一个儿子。（我抱不动拒绝配合的彻之）

后的学校中，在走入社会后，一直如影随行，困扰着我们。

我召集大家参加亲睦活动，以联络感情，促进交流，比如各家带上小孩去海滨拾贝，创办兴趣学习小组，等等。

我教大家学习做自己擅长的皮革手工艺活。将两片皮革合在一起，剪成小长靴状（以小孩的手能握得住的大小为宜），押上有图案的钢印，最后用皮线将边缘缝起来，工序简单易学，做成之后可以当作钥匙挂件，保育园的孩子都是双职工子女，即所谓"钥匙儿童"，人手一把家里的钥匙，正好派上用场，这种自制手工艺品活动得到家长和老师的好评。

*

情人节那天，有个女孩子手持巧克力访问我家。之前送巧克力给我们的都是地域训练会的妈妈或老师。我非常感动，只有明白情人节含义的普通儿童的团体之内才会有这样的交流呀。意外收获这份礼物，真是既惊又喜。

这名女孩是声称"想做小彻的媳妇"的最早"求爱者"。她能有这种想法说明彻之在保育园受到大家的喜欢吧，我由衷地感谢这些善良的小朋友们。

第二学年开始，彻之会吃保育园配给的午餐了。与以前相比，他能自觉行动了，能脸带微笑地参加运动会、捣年糕大会等集体活动了。我紧绷的神经终于可以放松一点，心情平静地守望着他的成长。

我与社会新的接点——工作和义工

话题转回来，当初彻之能进保育园的条件是"父母双方必须参加工作"。尽管我以"家有残障儿童，难以外出工作"为由推脱，但福祉办事处仍然要求出具《劳动就业证明书》。我只好"激活"手中的药剂师资格证书，到附近的药店打零工，藉此获得《劳动就业证明书》。当然，由于照顾彻之颇费人力，政嗣又小，我每周只去单位一两次，工作两小时左右。

（现在，我在一家医药批发公司担任主管药剂师，全天候工作。）

我得感谢那时福祉办事处的要求，使我以此为契机，凭自己的一技之长参加工作。倘若没有他们的"催逼"，可能我将一直是一介家庭主妇吧。

丈夫思想保守，主张"男主外，女主内"，不允许我外出工作，后来为了彻之入园，迫于形势，只好答应，但限制条件：只有他和孩子们不在家的时候我才可以外出工作，他们在家的时候我也必须在家。

通过工作，我与社会的接点又增加了一个，可以调整一下自己的心情了。

（现在的我也是如此。比如星期五因为彻之的事情不开心，星期六为了冲淡糟糕的情绪而在家里搞大扫除，依然不能消除心中的块垒。但是，一到单位，马上恢复元气，干劲十足，以积极的态度来考虑和解决问题。）

＊ 与他一起积极地生活下去，即是爱他

彻之适应了保育园的生活以后，在空闲的时间里，我积极参加特殊

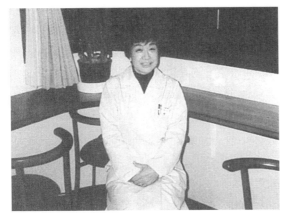

我在株式会社铃健东京营业部城南分店担任主管药剂师。

家庭的家长会活动和志愿者工作。因为我还想了解其他残障的情况。只局限于自己的小孩、自闭症，视野未免过于狭隘。在地域社会中培育残障儿童，涉及的相关知识实在太多了，包括"何谓障碍"、"何为福祉"、"何为教育"等。我想通过志愿者活动，给自己充充电。。

其间我遇到了一位脑瘫患者，他向我吐露心声："与泛泛的怜悯和同情相比，我们更需要的是人们了解我们的实际情况，并给予理解，给予有利于自立的必要的辅助。"

他进一步说："只会说可怜可怜，而不承认残障者本人的人权之最甚者，恰恰是父母。父母往往将子女当成是自己的所有物，结果甚至制造杀子灭口的惨剧。"

听完此言，脑袋好像被"咚"地重击一下，顿时从执迷不悟中猛醒过来。此前我一直在想，先治愈彻之的障碍，想方设法尽量让他赶上普通儿童；倘若障碍实在消除不了，只好退而求其次，一生照料和保护他，以免被他人欺负。

从此我改变了自己的想法。假设彻之能说出自己的想法，他肯定会这样说吧——"不要因为可怜我而对我过分宠爱，使我沦为一个不会自己思考、自己什么都不会做的人。虽然我身患残障，但请让我以自己的意志过好自己的人生。"

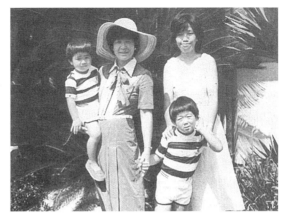

当时的我，对"人权"的理解非常有限，对"怎样培育彻之才好"这个人生课题，还处于探索之中，但我仿佛一下子找到了目标。

理解原原本本的彻之，在这个社会中，与彻之携手积极生活下去，即是对彻之最大的爱。

*

有一天，我作为残障儿童的志愿者玩伴去上野动物园，在那里结识了同是志愿者的加藤真规子小姐。我看她身手敏捷又吃苦耐劳，顿生好感。对超级多动的彻之来说，只有这样的志愿者才能胜任。于是与她套近乎，争取让她做彻之的专属志愿者。其时她刚入大学，抽空带彻之去了不少地方，还领他回琦玉老家住了几晚。

放暑假的时候，我邀她陪我们回福冈的娘家。前一年归省，在羽田机场托运好行李、办完登机手续之后，蓦然发现彻之不见了。机场保安全体出动，四处搜寻，找遍了机场所有的卫生间，终于在飞机即将起飞的最后时刻逮住他。谢天谢地，没有耽误那次航班。当时，我拖着吓哭了的政嗣没命地寻找。教训惨痛，这次邀请她一起帮忙照料。

因此，彻之的第一任大学生家教可以说是真规子小姐。

如今，她作为同伴支援中心的负责人，活跃在公益事业的第一线。

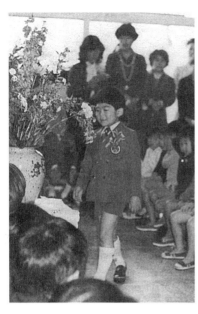

在保育园的毕业典礼上，彻之被点到名字，中气十足地回答"在！"并起立。

＊ 毕业典礼上感动的泪水

两年的保育园生活结束了，迎来了毕业典礼。

当天彻之笑容满面，向大家致辞感谢（顺序搞错了），大声歌唱园歌，在被叫到名字的时候，"在！"应答得干脆利索，起身去领毕业纪念册。

感动的泪水夺眶而出，模糊了我的视线。真开心啊！

保育园的生活有规律，每天课程明确，影响所及，居家的习惯也改善多了。这得益于平时与保育园老师们的及时沟通——园方是怎样培养普通儿童养成好习惯的，彻之的生活习惯哪些部分教得顺利，哪些部分比较棘手，怎么办才好，等等。

平时多亏普通儿童群体不断地为彻之做出完美的示范，供他模仿学习。如果没有这些普通儿童"模特"，彻之的进步将无从谈起吧。再者，周围聚集着普通儿童，使其自然而然地喜欢上了同年龄的小朋友们。这样，向他表示喜爱之情的人群拓展至家庭以外，这是我最欣慰的。

看到彻之在保育园阶段茁壮成长，我们会极其自然地想到下一步——小学也要让他上普通学校。

进普通班的努力

在彻之年幼时，我曾抱有"在升入小学之前治愈障碍，使其成为正常儿童"的幻想，最终难以实现，这已是明摆着的现实。即使如此，我也不放弃让他升入普通班级的想法。

为什么呢？因为让当地社会的人们认识了解彻之，对他将来或多或少地实现自立生活十分重要。因为要争取大家理解支持彻之，帮他在尚有发展余地的方面挖掘潜能，提高能力；在没有发展余地的方面则伸出援手，给予辅助。在地域社会只要这样的支援者越来越多，就有让彻之活出本色、活出精彩的信心（我也能在正常的人生轨道上生活了）。

对彻之而言，就近获得当地大人、小孩们的帮助的最佳场所，应该是普通班吧。

但是在实际选择的时候，却左右犯难。如果彻之能有分身之术就好办了，可以让他同时到各类学校去体验一下。在彻之升学的那年（1979 年）非常不巧，正好是赶上实施"辅读学校义务化"政策的一年。

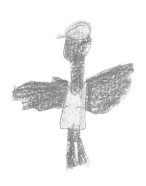

据教育部门的解释，迄今为止的很长一段时期里，有许多特殊儿童因"免除就学"或"延迟

就学"而不能接受教育，应他们的家长的要求，都道府县承担在当地设立辅读学校的义务，以保障所有特殊儿童享受教育的权利。但在民间却流传着五花八门的小道消息——"家长有义务让特殊儿童进入辅读学校"，"辅读学校新近设立，学生缺口很大，到处在找特殊儿童以填补人数"，"无条件让特殊儿童进辅读学校，无关家长和孩子本人的意见"，等等。

在保育园与普通儿童一起生活的过程中，彻之的脸上出现了笑容，喜欢与人交往了，交流性的语言也终于出来了。我强烈地体会到了"孩子只有在孩子群中才能成长"的道理。

因此，我希望彻之能过这样的学校生活——与近邻的小朋友们一起结伴去上学，途中有当地的人们跟他打招呼，放学以后有小朋友们到我家来玩。

我个人也希望像当地的其他妈妈们一样，过上一名普通妈妈的日子。倘若将彻之送进隔离于地域社会之外、地处偏远的辅读学校，我感到好像要失去与当地其他妈妈们同为小学生母亲的共同话题，而且今后将不得不以"特殊儿童的母亲"的身份活在世上。我与彻之都想在地域社会中堂堂正正地生活下去。

＊找校长面谈

在入学体检通知发出前的九月，我请求与离家最近的小学的校长面谈。

最初校长婉言拒绝："关于残障儿童的入学问题，从下一学年开始将有新的政策出台，要进哪所学校将由生源指导委员会根据判断结果来决定，学区的校长不参与此事。"

校长还说："等定下来能进普通班级之后，我们再见面吧。"

我们的家长会从两年前就开始组织了"辅读学校义务化"的学习讨论会，并就解决入学问题的实际进展状况与川崎市教育部门进行交涉。因为有些家长希望去辅读学校，所以对"辅读学校义务化"的政策本身我们不采取反对的立场，而与教育委员会约定："在尊重家长本人意志的基础上决定入学的学校。"最终从教育委员会那里得到以下承诺。

① 入学之际，尊重家长意见，承认家长的选择权——或普通班或特教班或辅读学校。

② 在入学体检的时候，不进行针对残障儿的筛查。

③ 家长拥有提前与所在学区的各所学校校长商量咨询的权利（希望子女进特教班、辅读学校的家长也能与当地校长商量咨询）。

④ 生源指导委员会不进行筛选（指导委员会的工作在于事先掌握希望进特教班和辅读学校的孩子的情况，其名单的上报则必须经过家长的认可。委员会应该是实现家长愿望的委员会）。

⑤ 从普通班到特教班、从特教班到辅读学校的学籍转移必须事先征求家长的认可。

（此后又追加了一项，即⑥允许家长以外的人陪读，并将此精神在校长联合会议上传达。）

＊

我又一次打电话找校长："川崎市残障儿童的家长来商量入学问题，校长您会给予配合吧？"

"哦，原来您已经知道这件事了？那么，咱们见个面吧。"这次，校长倒是答应得挺爽快。

其时我还只是一个经验不足的年轻妈妈，但已切身体会到，家长

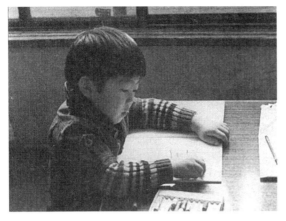

只要有纸、铅笔、蜡笔，无论在哪里彻之都像聪明的乖孩子。

们应该学习法律政策，使自己变得聪明起来，抱着坚定的育儿方针，积极参加维护孩子权益的运动。这是多么重要啊！

＊"学校全体都接纳彻之吧！"

我向校长提出，要让彻之进普通班。

面谈时也带彻之过去了。为了让他安静地坐上一段时间，别逃到外边去，递给他纸和铅笔。彻之很久没有接触心爱的纸和铅笔了，稳稳地坐在那儿，聚精会神地默写保育园里学会的歌词、加减法符号和数字。

交谈之际，校长不时观察彻之的情况，目光充满慈爱，一直耐心地倾听着我的介绍。我毫不掩饰地告诉他彻之的现状，比如"好奇心旺盛、好动"，"语言发展迟缓"，"对人关注程度低"等。我们探讨了今后如何让彻之在这个学校过得既安全又快乐的愿景。

校长了解到彻之有一定的自理能力，又看到他在纸上写写画画，有一定的学习能力，当即同意他入学，还关照道："原则上放到普通班，其间遇到困难问题，可以单独找特殊班的老师商量解决。总之，学校全体都接纳彻之吧！"

我与校长谈妥了以下事项：

① 在编班的时候，将在保育园时期与彻之比较要好的两三名同学编入彻之所在的班级。

② 关于家长如何陪读、陪读到何时为止的问题，由家长与班主任沟通商榷后决定。

③ 孩子在校园里发生的问题，当场灵活处理。

④ 因为班主任的人选在入学典礼以前尚未确定，所以在入学之后才能与班主任商讨具体细节。

⑤ 入学体检和入学典礼时的陪伴，由学校方面考虑协助配合，家长不必担心。

此后，在入学以前，我曾三次去学校与校长磋商类似的内容。

*

12 月份接受入学体检。关于内科、齿科、视力的体检项目，学校同意了我的意见，由我带他前往常去的熟悉的医院进行检查，如有毛病，赶在入学之前治愈。

关于智能测试，由于语言理解能力根本不行，一开始就给他安排到其他房间待检。

候检之际，好动的彻之马上开始"校内探查"，我只得紧随其后，在走廊、院子里转来转去。特教班的老师来待检室观察彻之。

我对老师说："本来这孩子可能需要接受特殊教育，但是为了提高其社会性，才要求进普通班的，把这当成学习社会性的场所。不足的地方，我们想办法辅助弥补。"老师长年从事残障儿童教育，平易近人，随即说："已从校长那儿听说了，如果有难处，请随时说出，我会尽量帮忙的。"

听说地域训练会时期的三名小朋友进入了特殊班，我的心有点动摇。

其实在体检的前一天，彻之傍晚时突然失踪。单位宿舍的邻居们开车到处寻找，警察也紧急出动，搜寻范围不断扩大，由幸区到川崎市内，再

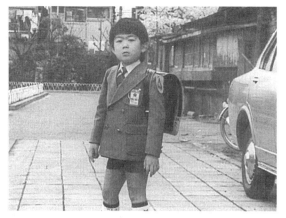

"崭新"的小学一年级新生。
（从静止画面上看不出他多动）

到神奈川县内。夜晚十点过后，横滨市冈岛车站的警察终于找到了他。

时值寒冬，警察们生怕拖久了会有性命之虞，拼命地抓紧时间查找。至于彻之如何走了五个小时到达那里的，如今已无从调查，反正我当时找遍他可能的去处，着急得几乎要断气。

出事翌日，就逢入学体检，我的心情极其不安，犹如惊弓之鸟。此时听特教老师亲切地说"有难处可以随时过来商量"，随即接口："一定请多关照！"

母子共同体验学校生活

入学典礼那天，丈夫因工作无法脱身，只好由我一个人陪着他去，心里一点底也没有。

最初彻之站在一年三班的队列里，不到五分钟就跑开了。我正欲去追，特教班的教师早已奔出，牵他回来，就陪在他旁边。

进特教班的其他三名学生，正老老实实地排着队，进普通班的彻之却一会儿逃走，一会儿莫名其妙地叫喊，引人注目，一看就是特殊的孩子。同学的母亲们开始窃窃私语，我当场羞愧得无地自容。可以想见，今后的日子肯定不会轻松吧。

次日开始去学校陪读。早上先把政嗣交给保育园，再进小学，一直

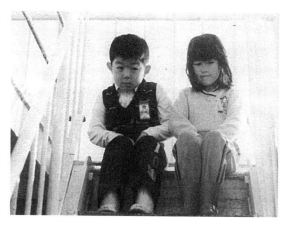

和彻之要好的女孩，她把逃出教室的彻之接回来。

在教室里陪着彻之。

班主任还兼任年级主任，好像挺忙的，有时要去教研室，就跟我打声招呼："彻之妈妈，对不起，我要离开教室一下，请看好了。"

其间同班的小朋友们围住我问："阿姨为什么要在学校里呀？"

我回答："彻之还不太会说话，我来这里是要把他想说的话传达给大家。请多关照哦。"还向大家介绍与彻之交流的方法。

班里有三名原先保育园时期的要好的同学，彻之特别喜欢其中的小隆子，坐在自己座位上的时间并不多，尽往她那边跑。

我逐个记住小朋友们的名字，总共有四十三名活泼可爱的同学。人数很多，老师本来就挺费力的，再加上彻之超级多动，其辛苦可想而知。我已做好最坏的打算：看样子要一直陪读下去了。

＊同学们告诉彻之：小学生不哭

彻之早上到校后，先把书包在贴着自己名字的架子上放好，再到教室里自己的桌前瞥一眼，以确认一下自己的名字，旋即去做"校内探查"。

无论到哪里，如果他不确认一下自己所在的场所与其他场所的关系（特别是厕所的位置），他就不能安定下来。倘若制止这个行为，他就会几遍几十遍地执拗地重复同样的行为，直至得逞为止。

由于彻之好像对确认厕所的位置和老师的名字感兴趣，我请求老师

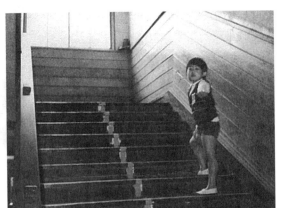

允许他确认一下在哪个班级有哪位老师，然后就跟在他后面一起校内探查。看到他这样子，老师和同学们都觉得费解吧。

彻之似乎对各个教室门上挂有班主任姓氏的牌子（某某班级）的兴趣特别浓厚。在门口先念一下"四年二班，田中班级"或"四年三班，铃木班级"，再叫一声"田中老师"就要进去，有时甚至甩开我的手，冲入正在上课的教室。我赶紧深鞠一躬以致歉，将他带回自己的教室。不过，这种确认行为也有积极的意义，那就是让全校师生都牢牢地记住了彻之。

课间休息的时候，他边唱《宇宙舰船大和》、《呼嘭啪体操》等歌曲，边荡秋千；在教室里坐着的时候，则默写《记忆影集》、《春之歌》、《便当歌》之类的歌词。

大家都对"不可思议"的彻之充满好奇，总有一大群小朋友聚集在他的周围。

保育园时期的三名老同学把彻之的情况向其他同学说明得比我还要到位，并为大家做与彻之交流方式的示范。其他的小朋友也纷纷过来，主动跟他说话，教他东西。

打预防针（种痘）也多亏同学们的引导。彻之夹在同学中间，一起排队，跟着学腔："吱——痛"，在大家的鼓励下——"小学生不该哭！"平静地接受了校医的注射。（打针不哭这是第一次！）

这样，彻之从同学们那里很自然地学习着"排队"、"小学生打针不该哭"之类的社会规矩。我感到，在这种场合下，小孩的团体对置身其中的彻之起到了一种良好的刺激作用（也可以说是良好的团体震慑力吧）。

人们常说：自闭症者对人不关注。但是，只要人们对他做点工作，他应该能够理解与周围的关系。

彻之与大家在一起，依靠孩子们"这样做"的引导和示范，模仿学会了做同样的事情。要是换成大人，无论怎样对他说"打针不痛"，他也肯定会厌恶逃避吧。

听说在后来的齿科检查中他的表现也不错，乖乖地张大嘴巴应诊。彻之以前没见过那位牙医，但是有同学在前面做示范，他当场明白：这并不可怕。

老师在家长联系册上还提及那次牙科检查："医生表扬说最近很少有小孩的牙齿长得像彻之这么整齐。我告诉说这全是妈妈的功劳，平时注意彻之的牙齿保健。"

我读到这段文字，心里特别受用——老师认可我用心培育彻之的努力了！

＊ 逐渐退出陪读

一个月过后，"校内探查"的行为收敛了，从教室里逃出来的次数减少了，彻之似乎萌生了"一年三班是自己的班级"这个意识，看到同班同学都端坐着，就座的时间也逐渐增加。

五月的连休刚结束，老师对我说："彻之妈妈不必一直陪在他旁边了，请在走廊出口或校门口等候即可。"再后来又说："只要看着他不跑出校门就行了。"这样，我渐次从他身旁撤离。的确，家长在教室里陪着小孩上课确实不太自然，如果一直随侍左右，就很容易形成这样的印象——孩子一旦出什么事了，陪伴的家长照料解决是理所当然的。

（此后，从1992年开始，川崎市为普通班的障碍学生配备了助教，使家长的陪读负担大为减轻。现在，从小学、初中，直到高中，各阶段都有助教跟随。）

我本来就企盼学校全体、班级全体能够早日接纳彻之，因此能循序渐进地从彻之身边撤离是开心的事情。我由此获得稍许的自由时间，早上送彻之进学校以后，可以从容地送政嗣去保育园了。时间、精力上宽裕了，身心的状态也大为改善。

在接送彻之的时候询问同班同学，或通过老师写的家长联系手册，我掌握了彻之每一天在学校的情况。在五月末，我彻底结束陪读状态，只负责接送（接送工作一直持续到一年级结束）。

＊ 退出陪读期间发生的问题

可是，在我从彻之身边撤出以后，发生了各种各样棘手的问题。

学校从五月开始配给午餐。在保育园的集体生活中，彻之好不容易吃惯了学校的午餐，入小学后，刚开始时尽管费些时间，也能全部吃完。但不知道为什么，慢慢地变得不吃了。好像学校的老师要求学生必须全部吃完，不许剩下。吃饭成了强制性的任务，勉强吃下的饭彻之也往往吐掉，吃午餐对彻之而言变成了痛苦的折磨。

在课堂上，彻之对老师的语言指示不知所云，自己的要求又无法表达，以致在上课时手足无措，走来走去，发出怪声，出现了各种各样的"问题行为"。逃出教室的次数也明显增多，不过逃离的原因与先前（出于好奇心）

不同，是因为一直被说"不行不行"而引起抗拒反应，或对这些制止的语言产生亢奋。

于是，班主任老师对我说："批评彻之君会使讲课中断，妨碍其他同学的听课。与其让他备感无聊地坐在那里，还不如由着他去其他地方打发时间。这样对双方都有好处吧。彻之妈妈，您考虑一下，是不是这样呢？"

不过，逃出教室以后彻之也经历了一些愉快的事。

彻之溜进一年级其他班级的教室，老师宽容地让他在因故缺席的孩子的座位上坐下来，看到他在默写《记忆影集》的歌词，于是就发动大家："小彻喜欢这首歌呢，我们就一起唱吧。"全班同学就跟着老师唱了。听说这件事时，我真是百感交集。

听说彻之还喜欢上了其他一些班级，时常去那里上上课，课间休息时去那里玩玩。每个班级里都有他在保育园时期的老同学，他们会向大家介绍彻之的情况，将他引进伙伴的圈子里来。

诸如此类，彻之在学校里的情况，每次小伙伴们来我家的时候都会讲给我听。正如入学以前校长向我承诺的那样——"让学校全体接纳彻之"，整个学校的师生都帮助着彻之，真是令人欣慰啊！我特地向老师们表示了衷心的感谢。

＊ 放学回家以后，以散步放松心情

彻之放学回家以后，有时我趁他和小伙伴在一起玩的时候，到近处买点油盐酱醋，可是有一天刚离开一会儿，回来就发现他不见了。赶紧到处寻找，约一小时以后，在路上正巧碰到他，终于松了口气。好像他又溜进商业街的各家商铺，打开卫生间的水龙头玩水。

第二天，投诉电话打到学校，我被班主任叫去谈话："要是彻之君在校外

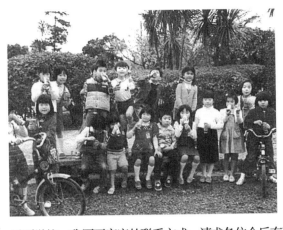

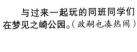
与过来一起玩的同班同学们在梦见之崎公园。（政嗣也凑热闹）

遭遇事故或骚扰人家，我们也很为难，因此回家以后你得盯紧了。"

我马上去商店解释和道歉。原来他们看到了彻之的胸牌，按图索骥联系到学校。我写下家庭的联系方式，请求各位今后有事务必直接向家长反映。

此前彻之惹事，都是我和对方商量解决的，这次却卷进校方，给学校也增添了麻烦，我压力陡增，情绪一下子低落下来。

在当天的日记里，我这样写道："今后为了防止彻之闯祸，必须随时监视他。彻之在学校、在家里始终受人监视，日子过得很无趣吧。彻之君啊，哪一天你才能自由地玩乐呢？"

我多么想与老师们一起探讨如何让孩子们在学校里共同成长的问题，可是现实却是，在学校里学业是放在第一位的。因此，对我们母子而言，学校生活越来越枯燥乏味了。

彻之从学校一回家，就跑到自家的小汽车前，连说"去吧，去吧"，缠着我开车出去兜风。有时我们驱车到很远的地方。

但是现在我劝彻之："咱们不开车了，一起散步吧。"因为我想通过散步，让学区的人们更多地了解彻之，免得今后发生问题再把学校牵扯进来。

最初彻之不时跑开，我不得不在后面追赶；之后逐渐安定下来，对我的叫唤也有点反应。散步持续一段日子以后，他能够配合我走路的速度了。刚开始，他乱喊"左"或"右"，随意拐弯，我顺着他拐弯的方向，趁机教他"左右"的概念，在边玩边教之间，不知不觉地他能区分左右了，达到"言行一致"。

彻之信步而行，我顺着他去他想去的地方，散步的时间是我们缓解学校生活的压力、放松心情的好时机。途中经常有人跟我们打招呼："哦，是小彻呀，你好！"

每天在上学路上遇到同学，大家结伴前行，于是相互熟悉起来，连一年级其他班级的同学和高年级同学也认识了。每天放学回家，有许多同班同学来我家玩，彻之尽管不会好好玩，但喜欢看着我和他的同学一起游戏，在大伙的周围兴奋地跑来跑去。

彻之经常边念边写同班同学的名字。同学们宽容地视之为集体中的一员，都乐于将他引入伙伴的圈子里。彻之生日的那天，几乎全班同学都来我家祝贺。

在普通班与特殊班之间

在入学以前，我向校长提出请求："为了提高彻之的社会性，与普通儿童一起相处是最有效的。我只希望他与普通孩子多接触，学业的好坏倒是次要的。请让他进普通班吧。"

又请求特殊班的老师给予配合："在特教班的教室里有许多彻之酷爱的电视机、蹦蹦床、纸、画具、蜡笔，他肯定很想来这个教室。学校对他要求不很严格，可以不必端坐很长时间，不必上课，他自由散漫，一旦逛到这里尝到甜头，肯定会一直来。因此，最初阶段麻烦您不要放彻之进来。"

特教班的学生既有语言，又有情感，障碍程度较低，比彻之优秀。家长们希望通过一对一的辅导拉回学业方面的差距，为此把孩子放进特教班。

可是我却认为，对彻之来说，过上有规律的校园生活，习惯与同班同学相处，像保育园时期那样对人感兴趣，会与人玩，这比什么都重要。

如果再进一步，能关注他人，信赖他人，心灵与人共鸣，那么就有可能与大家一起学习了吧。

由于彻之频繁地跑出一年级三班的教室，冲入其他教室，我怕老师们人手不够，疲于应付，于是申请恢复陪读。老师却说："要是他一直受人监视，很可怜的，拥有一个人逍遥的时间不也挺好吗？"

听说彻之跑出教室，在走廊里溜达一阵后，就跑进特教班教室，一只手捏着写着许多"9"字的纸，开心地跳蹦蹦床。特教班的老师告诉我："彻之君第二节、第三节课在特教班过得挺自在。这间教室对他来说没有压力，他很开心。"

听说彻之在特教班重复着"看电视、跳蹦蹦床、画交通标识"的动作。只在有所需求的时候，稍微与人对视一下，对老师和同学几乎毫不关注。

在第一学期的学生表现通知书上，普通班和特教班的老师联名写道："老师用强烈的语气下指令时，他尽管不太愿意，但尚能服从。只在迫不得已或急需做某事时，会以重复的语言或鹦鹉学舌式的语句积极反应。有时看他正好好地画着交通标识，一转眼工夫却突然变得脸色悲戚，泪水涟涟。"

＊彻之的50，地域社会的50

彻之开始对数字产生迷恋，自己制作的"9"字卡片不管去哪里做什么事都要捏在手里。不久，又转变成对数字8、7、6感兴趣，写在纸上用剪刀剪下来，像护身符一样拿着。写有数字的纸片好像是他精神安定剂的替代品。但是，由于一只手始终捏着张纸（手被这张纸占用了），干什么事情都只好用另一只空手，十分不便。他开始不愿做用双手将东西抬起来等动作了。

另外，在游戏方面，排列数字卡片的兴致明显高涨，或将 1 到 20 的数字改换各种朝向书写，或将从 100 到 0 的数字倒着默写，总之开始沉湎于数字游戏之中。

我觉得他比以前表情呆板了，笑容也减少了。

进入第二学期以后，两边的老师都对我说："彻之君既不与人目光对视，又不应答他人的呼唤，只顾自己随意行动，麻烦啊。"并开始劝我："像彻之君这样不明白事理、无法教育的小孩最好送到专门的场所（辅读学校），我们实在无能为力。"

两位老师都是经验丰富的优秀老师。班主任从事教学数年，将彻之与其他同学比较，非常在意他不会的地方，认为他需要接受专门的教育。特教班的老师也是位一心扑在残障儿童教育事业上的热心人，认为"所谓教育，就是把学生不会的地方想办法教会"。

但是，我的想法不一样。我认为，与其通过强化训练让他学会不会的方面，还不如发动周围的人了解彻之，帮助彻之，后者更为重要（因为如果一味强调强化训练，在其过程中，"不会之处"就会接二连三地冒出来，那么终其一生，就只能纠结在无止无休的强化训练之中了）。

老师还劝我："特殊家庭的家长会活动固然重要，但等彻之君成人以后再投身于此也为时不晚。是不是因为您平日很忙，疏于照料，才使得他心神不定呢？当下最重要的还是建立与彻之君的亲密关系，立好他的规矩，以免给人家添麻烦吧。"

当时的我胸无城府，年轻气盛，马上反驳道："如果我把 100% 的精力倾注于彻之一人，结果就是陷于绝望——我如此拼命地介入干预，为什么他就不会呢？这样，我们母子两人都会崩溃掉的。因此，我要把 50%

的精力花在提高彻之的能力上，另外 50% 的精力要花在耕耘地域社会上，使本地的人们能够理解彻之，接触彻之，从而援助彻之。哪怕我用尽 100% 的精力，也不可能使彻之的能力达到 100，还不如争取本地各方人士的参与，构筑援助的网络，使彻之即使能力在 50 的状态下也照样能生活下去。对彻之的成长和自立而言，这样做更明智吧。"

话虽这么说，心里却非常忐忑不安。担心这样下去，也许彻之真的没有地方可去了。

不管怎么说，对彻之来说，普通班的同学和本地社会的人们的存在仍然是非常重要的。

可是，我当时的愿望——"为了让大家认识彻之、了解彻之，把他留在普通班"，却很难获得理解。

＊ 用药的无奈

特教班的老师向我建议："能否考虑服用药物使他安定下来呢？"我本来不赞成依赖药物的，因为我本身就是药剂师，学习过针对彻之症状的精神领域药物的相关知识。

可是，学校对彻之已经没有办法，我担心照这样下去，彻之会被赶走，最终无处可去，于是去找主治医生佐佐木正美先生商量，先生开了利他林（Ritalin，学名：哌醋甲酯，Methylphenidate）的处方。

此药属于精神药物的一种，经常用于抑制多动、注意力分散、冲动。但是，健常者服用的话，效果恰恰相反，会出现亢奋、不眠等症状。据说这药对七至八成的 ADHD 儿童有疗效（ADHD：注意力缺陷多动障碍。症状为上课时到处乱动、无法静坐听讲、妨碍其他学生学习、健忘等）。

这药彻之总共吃了五个月，从十一月到第二年三月。

服药期间，一旦他在学校里或不听老师的指令，或不能安定下来，或突然哭泣，老师就责怪我："彻之妈妈，您忘记给他吃药了吧？"

服药以后，彻之看上去似乎比以前心神安定一点。但是，与其说他吃了药以后安定下来，还不如说这是"安慰剂效果"的显现——吃药了→彻之看上去好像安定许多了→老师可以放心、放松警惕了→老师不用紧盯、监视彻之了→彻之不紧张了→最后结果，彻之安定了。

所谓"安慰剂效果"，是指药物本身无关痛痒，并非具有真正医学意义上的疗效，但却因心理暗示而出现良性效果。比如，晕车晕船或头痛的时候，有人好心告诉你"吃了这药就好"，其实递给你的不过是毫不相干的葡萄糖或乳糖，但是吃了以后，感觉好多了，即心理暗示的疗效出现了。再比如，拿到著名医生、大医院配的药，心想："那医生（医院）配的药肯定有效果吧。"一吃效果果然显现。相反，即便吃了真正的好药，心里却一直狐疑："这药真的管用吗？"结果反倒没有效果。可见心理层面的影响之大，特别是有关头脑（精神）、自然治愈力（免疫）方面的药物疗效，很大程度上受心理提示作用的影响。

现在的我依然认为：就头脑相关问题的处理方式而言，相比药物控制，整顿患者的生存环境更有效果，是最好的选择。

彻之在充分施展身体、充分活动以后，或置身于接纳他的宽松的环境，心情舒畅，好奇心得到满足以后，头脑容易达到最佳状态，智能"全速运转"，容易激发，大人的指令也容易听得进去。

＊ 老师们的转变

在与佐佐木正美医生商量用药的时候，谈到彻之眼看就要被赶出普通班级的现状，以及我们仍然想让彻之继续留住的心愿，恳请先生跟学校的老师们讲讲。先生爽快地答应了。于是，在川崎市民生局的主办下，佐佐木正美先生的演讲会召开了，题目是《明石彻之君的疗育——自闭症儿进入普通班的尝试》。

讲演会以学校、疗育保育机构的老师们为听众对象，我不能参加，效果似乎非常不错。班主任以及特殊班级的老师们回来对我说："把彻之放进普通班级的意义我终于理解了，今后的教育方针也明晰了。"还说："经过点拨以后，感觉就像拨云见日。"

原来老师们也一直在不遗余力地摸索着与彻之的交往方式呢。我一再向老师们称谢。

老师们赞扬我："以前批评您社会活动过于繁忙，听完讲演，才了解您作为家长的良苦用心。真是不简单。"

以这次讲演会为契机，我与老师们终于实现了充分沟通。从此，彻之开始亲近老师，还会跟老师撒娇，听得进指令了，表情也变得可爱，整天笑呵呵的。

这一切都要归功于老师们接受了佐佐木先生的指导，改变了与彻之的相处方式。

此后一直到第一学年结束的三月，再也没出什么问题，彻之在校园里平静地度过了一段有意义的时光。

＊反省——摇摆的育儿方针

回首当年，在小学一年级的一年里，彻之随心所欲地来回于普通班与特殊班，过着没有规律的校园生活；关于教育方针，我与老师之间未能达成一致，长时间在迷茫中摸索，在失败与成功之间徘徊，时常陷入苦恼不能自拔，丧失信心，以致育儿方针摇摆不定。这点真的很对不起彻之。

对老师们的态度也应该反省。在保育园时期，我每天与年轻的保育员们直来直去，相互之间无话不谈，一起探讨、挑战以前从来没遇到过的残障儿童的保育工作，交往方式比较随意。可是，彻之进入小学以后，我同样以这种方式与教学经验丰富的老师们接触，那就有点失敬了，态度也欠谦虚。

另外，随着自己的年龄增长，残障儿的家长往往脸皮变薄，总是生怕"给人家添麻烦，打扰人家"，这点我也有切身体会。可是，如果仅仅因为给大家添点麻烦就觉得难为情，想办法回避，那么真的没有必要，因为客气是没有底的。那样的话，我们没法让自己的孩子做任何事情了，也等于对自己的孩子彻底绝望了。我十分理解，要兼顾人情事理、把握进退分寸确实是很难的事情。

什么都是从零开始，什么也不清楚，但"在地域社会生活"的信念却一骑当先，使我罔顾其他，只知一个劲地表达自己的主张。这一年对我的品格形成具有重要意义，弥足珍贵。

彻之将升入二年级的时候，因丈夫工作的调动，我们举家迁居九州的佐贺。

临别之际，特殊班的老师将彻之的校园生活情景拍成照片，写上旁注，整理成册，赠送给彻之："留作纪念吧！"

谢谢老师！

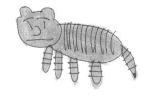

第7章
迁居佐贺

在社区和学校的初次亮相

1980 年 3 月，我们全家搬到九州佐贺。彻之在这风景秀丽的地方生活了五年，直至小学毕业。

佐贺也是我度过中学时代、念兹在兹的故乡。

从公司接到派驻佐贺的调令，丈夫说："我一个人去也不要紧。"我哪里肯依，搬出大道理："家人无论什么时候都不分离，聚在一块才叫家庭。"最终还是全家一起前往。

当时丈夫恢复工作狂的状态，无暇在照顾孩子方面伸手协助了。但假如分居两地，让我单挑照顾两个男孩，说真的，我没有那么大的信心。毕竟，丈夫对我来说是可以信赖、可以倾吐心声的精神支柱呀。

搬家作业千头万绪，还不知道好奇心强、超级多动的彻之在新的地方会惹出什么麻烦来，于是把福冈、熊本的亲戚都叫过来帮忙。

当天，彻之和政嗣、侄子们一起在佐贺当地的公司宿舍前的攀登架上、附近的操场里玩耍。不一会儿，侄子们突然奔回报告："小彻不见了！"

不得了！此地初来乍到，不知道彻之会对什么事物产生兴趣。真担心他冲入车道被车撞了；

又担心此地河道纵横，他落入水中；还担心他闯入民宅，惹事生非……大家立刻放下手头的新居布置工作，全员出动搜救。

不久后，在一个宿舍楼前发现一群人聚集，被围困在当中者正是彻之！原来他闯入这幢五层楼，一家一家推门，只要遇到门没上锁的，就趁隙而入，例行厕所探查，终于被抓现行。"出什么事了？出什么事了？"居民们纷纷前来围观，人越聚越多。

我鞠躬致歉："真对不起，我叫明石，今天刚刚搬家到这附近，明天一定登门拜访致歉。"终于把彻之保出来带回家。

旋即准备好两百条新毛巾作为乔迁的见面礼，除了公司宿舍的邻居以外，还拜访了当天彻之有可能骚扰过的人家，共约两百户，既来致歉，又顺便问候新的街坊邻居。

事出仓促，我和彻之不得不在踏入佐贺之地的第一天就完成了在街坊邻居面前的"初次亮相"。

＊ 当地残障儿童的去向

在二十年前的佐贺，教育和社会福祉工作都是以"抚养机构"（福利院）为中心展开的。官方认为家长无法养育残障儿童，于是把孩子与家人隔离开来，从幼儿期就开始关进寄宿制辅读学校，等福利院出现空余名额，即使在读书途中也把他们拉出学校，关进福利院。

专家们说："在父母身边孩子会被宠坏，将来进入福利院以后就很难管教，没法过集体生活。"家长也认为："孩子还是在福利院里待着幸福，生活得平安无事。"

在当地，残障儿童"理所当然的生活场所"竟然是辅读学校和福利院。

自闭症孩子尤其可怜，他们因问题行为过多，被认为无法与正常人在当地社会共同生活，于是一生被关在福利院里，过着与世隔绝的生活。但是我们家绝对不会这样做，因为彻之患上自闭症已属不幸，如果再让他与家人分开，人为地制造第二道障碍，那么就会陷之于更加不幸的境地，于心何忍呢？

在川崎，从地域训练会，到当地的保育园，再到当地的小学，我们一路让彻之与同龄的普通小孩们一起快乐地生活，切身体会到孩子们在地域社会中共同生活、共同成长的重要性——孩子与大家在一起是最重要的。只有在地域社会中才能过上充实的生活。

因此，在佐贺我们也毫不犹豫地选择了"在当地社会中生活"的道路。

对我们来说，彻之"理所当然的生活场所"，来到佐贺之后也仍然是"地域社会"。

*

新居布置停当，我们马上向当地教育委员会提出申请，要让彻之进入普通班级学习。被告知要先去儿童咨询所做评估。评估结果是 A 级（重度）："适合就读辅读学校。"

我极力恳求："我们要进本地普通学校，由家长陪读，由家长应对孩子的问题行为，尽量不给学校增添麻烦。请让他进普通班级吧。"

我还说："如果必须接受针对障碍儿童的专门指导的话，那么每周两次在放学以后，我们保证赶到你们推荐的县立教育中心和国立肥前疗养所情绪行为障碍中心（为自闭症儿等患者设立的治疗训练机构）。我要在地域社会中实践从那里的专家们学到的知识。因此，无论如何请给予我们进普通班尝试的机会。如果尝试之后，确实觉得勉为其难的话，那么到时候再考虑进辅读学校也不迟。总之，请务必通融一下。"

最终，感觉教育当局好像"屈服于家长的信念"，勉强同意彻之去普通班就读。

＊ 突然登上讲坛唱歌！

彻之插班的学校是佐贺市立赤松小学。该校历史悠久，坐落在城池环绕的古城之中。学区内有许多县政府的楼宇和企业的职员宿舍。或许因为异地调动的人员较多吧，那年的转校生竟有二十名左右。

彻之小学二年级的开学仪式那天，我带上政嗣一起前往。

虽然我曾答应"陪读"，但是当天彻之也许因为有点紧张，老老实实地站在转校生的行列里，老师因此觉得我暂时没有陪伴在侧的必要，就吩咐我先在走廊里等候。于是我牵着政嗣去外面等着。

谁料到，校长的讲话甫一结束，彻之就奔出行列，冲上讲坛，一只手握着话筒，莫名其妙地用尖叫的声音唱起歌来，歌词晦涩难懂，类似外星人语，还摇摆着身体，开始现场广播。

我满脸通红，慌忙跑进去，在众目睽睽之下把彻之拉回，站在队列的后方。

这样，我们母子也算在学校"登台亮相"了。

在我惊慌失措于彻之的超级多动原形毕露之际，有家长过来说："我来照看弟弟吧。"她是一位同班转校生的母亲，帮我看着政嗣，还语气平缓地宽慰我："男孩子一紧张就往往做出离奇的行为，以此来缓解自己害羞、不适应现场的心情。"当时我正手足无措，无地自容，听了她那充满包容的话语之后，心情平静了许多。

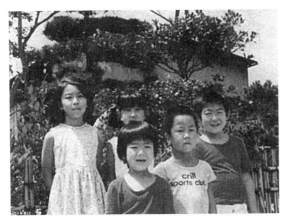

这位母亲是立石邦子女士，听说是从东京过来的。我想："从大地方过来的，多少能看得惯残障儿童吧。"于是跟她聊起我们的情况："彻之患有自闭症。本来要被安排到辅读学校，但我们通过争取才进入这所学校。我们希望在地域社会中培养他。"来到佐贺以后，我第一次向他人详细地讲述彻之的情况，立石女士是最初的倾听者。我很幸运，在此地遇到了如此自然地包容残障儿童的好心人。

她也有两个小孩，正好分别与彻之和政嗣同岁，也是由于丈夫工作调动的原因，刚刚迁居于此。因为这些相似点，我们马上亲近起来，此后一直一起行动，包括游戏、家庭结伴旅游等。后来，她还成了"周日滑冰学习班"、"游泳学习班"（在第 10 章叙述）等活动最给力的协助者。

为何不去辅读学校？

在当时的佐贺，街上看不到残障人士，看不到坐轮椅的，看不到唐氏综合征小孩，也看不到像彻之一样行为怪异的孩子。我匪夷所思：他们到底到哪里去了？

为了结识一些境遇相同的朋友，不久后我加入了"佐贺县自闭症儿家长会"，会里的小孩几乎全部都进了寄宿制辅读学校。怪不得平日在街上不太看得到呢。

在来佐贺之前，我曾给该县的自闭症儿家长会打过电话，打听当地的情况，也谈到我们想进普通班级的愿望。

对方劝我："让孩子进那地方，家长、孩子肯定会遭罪的。这里有很好的辅读学校，您搬家过来以后，请联系我们吧。一起陪您去教育委员会。"

虽然感谢对方热情的回应，但心底却隐隐担忧：在佐贺，适应残障儿童在地域社会中生活的土壤好像尚未培育，彻之在当地社会中难免举步维艰吧。

这种担忧果然在初次的班级家长恳谈会上被证实。

✳ 家长恳谈会上的折冲

恳谈会一开始就剑拔弩张。一位妈妈举手向老师诘问："听说升入二年级以后，班里来了个不正常的转校生。我家孩子每天回家尽谈些关于这个转校生的话题。我告诉他：'你去学校的目的是读你的书，眼睛看好黑板，别管那孩子的闲事。'可是我家孩子仍然在意那小孩，时不时地去瞄几眼。一堂课四十分钟，学生刚好四十人。这样算来，老师指导学生的时间应该是平均每人分摊一分钟吧。可是在今天的观摩课上，我却发现老师不停地提醒那孩子，花了不少照顾的时间。这是事实吧？我了解到有专门的辅读学校为这些孩子开设着呢，为什么让他来这个学校？即使他有来这个学校的合理理由，也别让他坐在我孩子的前面或旁边。我要求调换他的座位！"

尽管我事先已有心理准备，但没想到初次恳谈会上就遭遇这样的发难，泪水夺眶欲出。

老师一时语塞，不知如何应答为好。在此关键时刻，如果我再哭出来的话，那么至多只能博取大家的同情而已——"带着不幸儿子的不幸母亲"，却不能获得大家真正的理解。因此，我强忍悲伤，鼓起勇气站起来发言。

"我就是刚才被提及的转校生——明石彻之的妈妈。"先向大家问候。

其实在前一天，为了向各位妈妈解释彻之的情况，我把要讲的话事先写了个提纲，准备在会上发言。没想到一开始就被那位妈妈毫不留情地说了一通，一下子乱了阵脚。我紧捏稿纸，声音颤抖，略带哭腔，但努力克制情绪，倾吐了自己的所有想法：

"在佐贺，有很好的县立寄宿制辅读学校和能长期入住的国立专门医院，我都去参观过了。对于障碍儿童，也许的确需要特别的照顾和专门的指导，但是我们更需要的是让我们的孩子作为一个人，作为一个孩子，堂堂正正地在家庭、在地域社会生活下去。为此，我选择了这所学校，并且获得了教育委员会的认可。

"彻之伴有自闭症这个障碍，以现今的医疗水平还不能治愈。可见，即使把孩子托付给医院、福利机构，也不可能将他治好。除了在正常地域社会的实际生活中逐个学习以外，没有其他的捷径。所以，我认为不应该把孩子从地域社会特别是从家庭分离出来。

"彻之与每天共同生活的人在一块的时候，情绪会稳定；置身于初来乍到的场所或完全不熟悉的人群中的时候，由于不能熟悉周围的状况，心神容易陷入不安和混乱，从而出现怪异的行为，对指令也置若罔闻。倘若仅仅考虑要'安定'，那么小孩也许从此不得不在福利机构、医院的管理之下度过一生了。但是，一旦考虑到身负障碍来到人世的孩子的人生，如果再让他在福利院中度过一生的话，等于给其生命人为地再增加一道障碍，于心何忍？只要想一想，倘若连自己的孩子今天为何快乐、为何悲伤都不知晓；连自己的孩子以怎样的心情进入梦乡、今天一天过得是否称心都不知晓，作为母亲，情何以堪？我无法想象，孩子离开家庭，在其他地方能幸福地成长。

"养育这样的孩子确实有点费心，我们希望让他在大家都觉得再平常不过的地域社会中，积累一个一个的经验，学习自立所必需的社会常识和与人交往的方式。

"再者，看上去有点怪异的行为，是他没有充分熟悉班级的情况、情绪紧张而引起的，请再给予一点时间，他肯定会心神安定下来，打扰大家的次数也会减少。

"彻之不善于认知周围的状况，也不擅长模仿。即便如此，他的视觉还是比听觉更容易接收外界的信息；小孩比大人更适合作为他的模仿对象。听说模仿对正常小孩也很重要，假设在其成长过程中剔除模仿，智能就很难发育。彻之的模仿能力弱，耳朵又很难听得进语言指令，我认为至少应该让他尽量多地接受来自同龄孩子们的刺激。

"我真诚地请求诸位容忍彻之作为同班的一员。拜托！"

我终于把一直想说的话说完了。没想到，大家热烈鼓掌。还有些妈妈被我那将哭未哭的表情挑动了泪腺，在一边呜咽。①

＊ 在最初的小壁垒前不畏缩

起初也许还有许多妈妈也抱有同那位发言的妈妈一样的疑问。

---

① 译者注：据 2011 年 1 月 23 日《读卖新闻》14 版称：当今日本，在儿童看护设施（即寄宿制儿童福利院）中生活的"入所儿童"的人数约有 11000 人左右。

换成我，如果老天爷没把彻之送到我家的话，可能也会有与她们相同的想法吧。

在恳谈会前的观摩课上，彻之跳来跳去，或去同学桌前，或把人家的铅笔折断，或取走橡皮擦。坐在我周围的妈妈们窃窃私语："这捣蛋鬼，不正常的孩子。"大家的目光聚焦在彻之身上，我恨不得找个地洞钻进去。所谓"如坐针毡"，指的就是这种感觉吧。

在恳谈会上，我能站起来发言，很大程度上是因为那位曾在开学式上主动对我打招呼的立石女士的在场，她给了我很大的勇气。在茫茫人群之中，只要有一个人能明白我的心境，就使我觉得自己并非孤立无援，就能够忍受苦楚，鼓起勇气。在鼓掌的支持者中，还有搬家当天"首次亮相"中遇到的邻居冈村女士，她也表示理解。此后的几年，她们母女两人都是我们强有力的支持者。

那位"刻薄"的妈妈，在我屡次感谢她儿子关注彻之以后，逐渐解开心结，甚至邀请我到她家做客。登门拜访时，她对我说："如果今后出现像我一样要赶小彻走的人，让我来说服她吧。我会告知：'其实当初我也是这样想的，可是那不对。'"没想到，她倒成了我们最有说服力的支持者。

最初反对者多是善于思考的人，一旦转为理解，就是铁杆支持者。

相对于此后的许多困境而言，这次风波只不过是一个小小的涟漪而已。我逐渐有了这么一个感觉："壁垒越高，跨越之后的感动就越大！"在最初的那个小小壁垒前面不退缩，真的很重要。此后，随着彻之的成长，世间的壁垒越来越多，越来越高，越来越厚，我也逐渐学会享受跨过壁垒之后的感动，变得越来越坚强。

所谓"母爱不足"的无端责难

在当时的佐贺，人们对自闭症的理解普遍不足，所谓"因家长关爱不足导致孩子患自闭症"的过时看法还是很有市场。

当初去当地教育部门时，那里的专家质问我："孩子是用母乳喂养的吗？由自己带大的吗？有没有交给保育园、奶奶外婆管呀？"

我忍不住顶撞："是我自己亲手带大的，用母乳喂养的，您是不是想说'母爱不够'呀？"

他依然不依不饶："那么，你儿子怎成自闭症了呢？你知道这个实验吗？"接着就讲述"小猴实验"的故事。

记得是这样一个实验：把出生后没几天的幼猴从母猴身边拿走，置于围栏中，在栏中放进铁丝编的母猴玩具和布制的母猴玩具，幼猴选择了触觉柔软的布制母猴，抱住不放。

他话里有音，潜台词无非是"家长关爱不足导致孩子患自闭症"。

我不能原谅他的这个比喻，为了维护作为母亲的尊严，竭力反驳：

"先生，您很想说'家长关爱不足是病因'吧。如果真是那样，那么弟弟更有可能患上自闭症。弟弟在婴儿时期，经常在吸母乳的时候，哥哥逃出家门，我只好停止授乳，出门去追。过一会儿回家一看，弟弟满脸泪痕，已经哭累了睡着了。所谓'保育园的病因形成条件'，弟弟也符合。最初想把哥哥放进保育园，但因'残障'不构成入园安置条件，结果无法入园，弟弟反而因为家长忙于哥哥的疗育而缺少养育的精力，满足入园安置条件而提前入园，出生后七个月就入保育园。如果说因家长在育儿上没上心导致自闭症的话，那么弟弟更有可能患上自闭症吧。"

当时，持"家长关爱不足是自闭症的成因"之观点的专家尚不在少数。

＊ 多少家长因被误解而受伤！

当小孩被诊断为自闭症以后，家长的心路历程大体相似。最初是"探究原因"，我们也从双方的家谱（血缘关系）开始查，调查原因所在。

当时有关自闭症形成原因的学说可谓五花八门，但过半的学说倾向于"家长关爱不足，育儿方式错误是主因"。因此，曾有一阵子我也怀疑自己的性格和育儿方式存在问题，情绪一度为之低落，反复纠结于"到底哪里出错了"，越想越郁闷。可是仔细回溯育儿经历，自谓滴水不漏，问心无愧——彻之尚在腹中之时，我柔声细语地对他说话；生下来以后，每天婴儿操、空气浴、日光浴等不敢懈怠，一直陪伴没有闪失；微笑的语言刺激也从不间断。因此，我不符合他们所说的"母爱不足，养育方式存在偏差"这些病因的形成条件。

最后，我和丈夫都认为，彻之的自闭症不是心因性的，而是器质性的，即头脑中突然发生了某种变异。无止无休的"原因追查"终于结束。

谁知数年之后，佐贺的教育部门却又旧话重提——所谓"原因在家长身上"，我所受打击之重，可想而知。所幸其时我已思路清楚，放下包袱，重新出发——与其纠结于病因，还不如正视彻之的现实，用自己的智慧和方式培养彻之。因此，在反驳当地的专家时就不失底气。

但是，许多更年轻的妈妈们在孩子更小、正陷于育儿困境、找不到育儿方向的时候，去找疗育机构、教育机关的专家寻求援助，没有得到鼓励的话倒也罢了，反而被他们乱说一通："你不关爱子女，你的育儿方式有问题。"结果，她们该多么受伤、自责、心灰意冷啊！

这些不负责任的胡言乱语，简直是在打击年轻妈妈们养育孩子的意志，在打消她们养育孩子的热情。

现在，"自闭症是由脑功能不全引起的发育障碍"已成为定论。

自闭症的真相还有待专家们继续探索研究，揭秘工程的确意义重大。但是，我们不能忘记这个事实，即在此过程中，无数的家长曾经由于专家们错误见解的误导，陷入更加苦恼、受伤的境地。

改变当地社会的努力

在当时的佐贺，家长们不愿把残障孩子带出家门，带到正常的地域社会中去，甚至忌讳信封上写着"自闭症儿家长会"字样的信件寄到家里。可是，在佐贺生活的五年时光，正好是彻之成长的重要时期。我可不想把他关在家里，不与外界接触。

我认为，务必要想办法改变当地的现状！依靠那些古板保守的家长（对不起！老家长！）和因循守旧的专家们（失礼了！专家们！）是没有希望的。我寄希望于年轻的家长和大学生们，开始着手为障碍人士构筑在地域社会生活的援助体系。

恰好此时县立医院厚生馆耳鼻科语言治疗室的山本宗俊医生过来商量，问我能否协助举办以问诊的年轻家长为受众的学习班，我欣然答应。听他说，许多家长因为叫孩子不被其理睬，最初以为孩子耳朵有毛病，所以带孩子来耳鼻科问诊。其中一些孩子仅仅是语言出来的晚些而已，另一些孩子则有自闭症倾向。山本医生希望我给年轻的家长们提些建议。

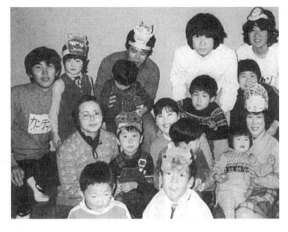

301 会母子们和有明会志愿者们。

我接受任务以后，每月一次召集大家参加学习会。在会上，我介绍自己的育儿经验，提供自己收集的残障儿医疗、教育、福祉的相关信息。

因为山本医生办公室的电话分机是301，集会就取名为"301会"。年轻的家长们在此相识，相互鼓励，恢复育儿的信心。其中有些家长的孩子后来回到了普通孩子的行列；有些家长承认小孩有障碍的现实，加入自闭症儿家长会，为自闭症事业贡献着一份力量。

山本医生一直把彻之说的话一字一句速记下来，称之为"明石语录"。在彻之小学毕业之时，他给我们写了如下的赠言：

"明石一家给佐贺吹进了一阵清新的风，谢谢你们的努力和帮助。小彻留给我的印象是县医院的'厕所捣乱狂'和幼童游泳馆里'鱼儿般的小彻'。今后，我也要继续为了实现'共生世界'的梦想而扎扎实实地努力工作。希望返回川崎以后，百尺竿头更进一步，感召周围更多的人。再见了，明石一家诸位！"

＊大学生志愿者的参与

在医院的活动顺利开展以后，接下来我开始考虑"带孩子们一起进入地域社会"的问题。为了让彻之和其他残障儿童能够自由地出入佐贺的街区，我想举办一系列游戏活动。

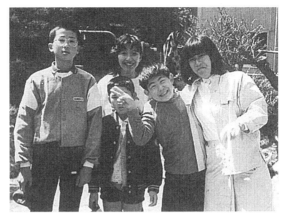

梶田宏子小姐（右）、服卷智子小姐及同班同学。

这就需要协助开展活动的志愿者队伍。当时正好有几个大学生经常来我家玩。要使彻之玩得尽兴的话，陪伴者需要充沛的体力，我经常累得半死。因此，每次我要去参加各种集会活动的时候，都邀请大学生志愿者到我家来，帮我陪彻之玩耍。

首任志愿者就是佐贺大学的学生梶田宏子同学。在佐贺第一次参加自闭症野营的时候，她担任彻之的专属志愿者。我请她当彻之的家庭教师，后来还请她住进我们刚刚建好的新家（当时我经常外出参加家长会活动，需要有人帮我看家）。

此后，梶田同学的朋友服卷智子小姐和其他一些大学生几乎每天来我家。

1981 年 12 月，山本医生和大学生们聚集我家，成立大学生志愿者团体"有明会（ARIAKE KAI）"，宗旨是"为残障儿童在地域社会生活创造宽松的环境，推进各项活动"。初创伊始，会员不足 20 名（首任会长是服卷智子同学）。

半年之后，自闭症儿家长会九州大会即将在佐贺召开。事先我走访各所大学，招募志愿工作者。结果，阵容可观，总计 145 名。他们是来自佐贺大学、西九州大学、佐贺医大、龙谷大学、佐贺女子短期大学等处的大学生，以及幼儿园、保育园、辅读学校的老师。大会在大家的协助下圆满结束。

大会虽然结束，我不想让好不容易招募过来的志愿者就地散伙，学生们也表示："想帮忙，但不知道能做些什么？"两方愿望一致。于是我邀请诸位加入有明会。

朝气蓬勃的学生们利用课余时间，日夜聚集于设在我家的"有明会事务局"，热烈地探讨着各种话题和项目——"开设滑冰学习班吧！""开展野营活动也不错！"

（现在有明会仍然办得有声有色。1991年我应邀参加成立十周年纪念集会，一些事迹还被介绍在纪念会刊的文章《无斯人则无有明会》中。）

幸运地遇上好老师

在佐贺新的小学里，彻之开始了二年级的校园生活。

通过在川崎一年级的一年体验，我觉察到学校与保育园的不同：前者强调学习，而后者侧重于玩耍。我已做好心理准备：既来之则安之，尽量不去给校方添麻烦。听从老师的一切吩咐，尽力配合老师。对学校要求不必太高，能在普通班待下去就应该心存感激了。

彻之在二年四班，班主任是位女老师，叫园田百江老师。

从开学仪式的翌日起，我开始为接送彻之而往返于家和学校之间。

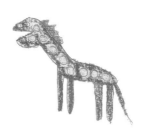

谁知第四天，园田老师向我建议："今后您能否停止接送，而让孩子们自己结伴上学回家呢？"

本来以为老师找我谈话，要求我负责接送和陪读呢，没想到是这样的建议，不免吃了一惊。

老师说："孩子们都知道彻之的情况，如果有什么事的话，总会有人告诉我们的。"（的确，彻之才来佐贺两个星期，已经在街坊和学校里无人不知、无人不晓了。）我不敢相信："真的能行

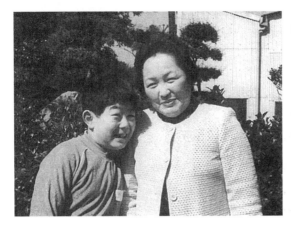

吗？会不会给大家添麻烦呀？"老师的放心倒让我担心起来。

其实在原来的小学读一年级时，我找老师商量：能否允许彻之和同学一起打扫教室。老师拒绝了："不行，不能给其他同学增加负担。"（也许老师正在考虑让彻之介入集体扫除的适当时机吧。而我认为他在家里已经会打扫了，不妨让他在学校里也挑战看看。现在的彻之当然已是扫除的行家。）

可园田老师却宽慰道："没问题。同学们一起上下学比您的接送效果会更好。孩子们相互之间会有各种启发和发现，彻之也可以早日熟悉大家呀。而且，可以让同班孩子们在亲身的体验中培养相互扶持、相互体谅的品格。这是很好的机会。请相信孩子们的力量，试试看吧。"

同学们也劝我："阿姨，您别来接了，我们会一起回去的。"我由衷地感谢师生们的好意，平添了一份信心。

＊ 同班同学比药更有作用

"呼—嘭！"门铃一响，彻之乐呵呵地跑过去开门。几名同学已等在门口，准备接彻之一起上学。大家挨个向他打招呼："小彻，早上好！"笑容一下子在彻之的脸上泛开，像一朵怒放的花。

彻之喜欢读同学们胸前名牌上的字，逐个记住名字。在上下学途中，同学们对彻之说说话，与他进行语言交流。孩子们身高差不多，视线处于

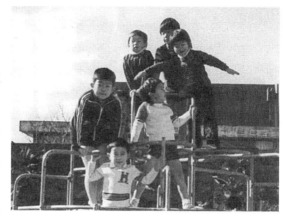

与小伙伴们一起在宿舍楼前的攀登架上玩耍。（左为彻之，右为政嗣）

同一水平线，更容易交往吧。

彻之明显比我陪他上学更开心，笑容更灿烂。

放学也跟同班同学一道回来。同学们把彻之送回家后，问我："等一会儿到你家玩，好吗？"先回家放好书包，旋即飞也似的过来。孩子们在公司宿舍前的小广场上你追我赶，或爬上攀登架，双手吊在架上，像大风铃一样晃悠。其间我在厨房抓紧时间给大家做些小点心。

这样，彻之在校外就把同班同学的名字记住了。

彻之可以和同班同学自由自在地玩耍了，可以不必趁家长放松监视的间隙拔腿就跑了。从此，"逃跑剧"彻底落幕。同时，由于可以施展全身、尽兴玩耍，坐立不安和发脾气的现象也随之彻底消失。

没有必要继续服药，还是同班同学更有作用，比"利他林"还灵！

*

园田老师身为三个男孩的母亲，不用我跟她详细反映彻之的情况，只看看彻之的样子，就十分体谅我育儿的艰辛，主动对我说："我没学过特殊教育，可能教得不很完美，但是我会倾力让彻之君融入班级集体，与大家结成伙伴的。"

老师在任何事情上都不特殊对待彻之，与其他同学一视同仁，扫除工作也不例外。彻之模仿大家，学会了用双手拧抹布，拧得不错！

老师还让彻之参加所有例行活动，而且不用我陪伴。起初我略有犹

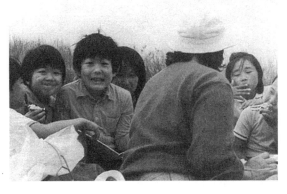

我家与同班同学姊川、渡边
两户人家一起结伴旅行。

豫:"会不会给您添麻烦呀?"她说:"试试看吧。不试怎么知道呢?"什么事情都让他尝试一下。

从同班同学那里了解到老师对彻之十分关爱,我的感激之情真是难以言表。像彻之这样的孩子,其人生的幸与不幸完全取决于周围的人与之如何相处。家有这样一个孩子,使我对他人的温情、善意特别在意,特别珍惜。

在广袤的青山绿水之间,在宽容和蔼的老师和好奇心旺盛、天真无邪的同学们的陪伴之中,彻之正茁壮地成长着。周遭的各种环境因素与彻之的生命波长达到了惊人的吻合。

来佐贺真值得!我们以愉快的心情开启了新的校园生活。

暑假的夏令营活动

第一学期波澜不惊地度过,稳当得超出想象,而且因为过得很开心,日子像泥鳅一样快速地滑过,转眼迎来了暑假。自幼儿期起,每逢暑假,我一直被超级多动的彻之折磨得身心疲惫,犹如在地狱里过日子,度日如年。因此,往年都是为了给他找玩伴而回娘家福冈。

那么,来佐贺之后的第一个暑假怎么过呢?正好此时母亲打电话过来提供信息:"有个特别适合彻之的夏令营。"据母亲说,活动内容极富动感,乘竹筏漂流而下,随湍流跃下瀑布,可谓惊心动魄。我想这种冒险性的夏

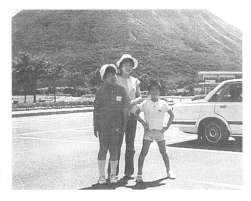

去九重山途中，在山间高速公路的服务区停车场。

令营真是难得的好活动，非常符合超级多动的彻之的口味，便于散发其永动机似的体能。

＊ 放声歌唱，大胆跳舞

后来才知道消息极不准确，活动内容与漂流风马牛不相及，只是包下大分县九重的一个小宾馆开展疗育夏令营而已。

活动设计了 A、B、C 三套方案以供选择，各历时一周。每套方案内又细分四个小组——残障儿、兄弟姐妹、父亲、母亲，各组的节目和日程都不一样。我选择 A 套，带上彻之和政嗣去参加。

工作人员催促妈妈组的成员："现在孩子们正在那儿愉快地跳舞呢。妈妈们也赶快学会，回家以后可以陪孩子一起跳舞。一二三，开始跳！"

一响起"贪吃的大猩猩"的旋律，工作人员立刻载歌载舞。早已年逾三十的我边看边想："自己都这岁数了，怎么跳这种舞蹈？多难为情呀！我的身体可动不起来！"又在意其他妈妈们的表现，环视周围，看到"前辈"妈妈们正起劲地跳着呢；初次参加的妈妈们表情僵硬，手足无措。我有点心不在焉：既然来了，先动几下身体应付一下再说吧。在这种地方，大家一起跳舞，模仿"大猩猩吃香蕉"，感觉怪怪的。的确，不打破"心灵的外壳"，身体很难动起来。

每组还定个主题举行讨论发言会。最初，我只是旁观前辈妈妈的发言情景，不知不觉之间心有戚戚然，开始鼓掌。最后，全组妈妈们的脸上都浮现出了笑容。作为残障儿童的家长，大家的日子过得都不容易。相同的命运逐渐使妈妈们萌生了同伴意识，大家边念叨着"有点难为情"，边互相鼓励，终于能放开来跳了。

我想象着彻之正在开心地跳舞的情景，心想回家以后一定陪他一起跳。

其实我天生有舞蹈的禀赋，初中时曾担任体操部和创作舞蹈部的部长，还在初中体操联盟比赛中获得优胜奖（团体优胜奖和个人徒手体操第一名，平衡木第二名）。不是吹嘘，舞蹈确实是我的强项。

心灵的束缚一解开，沉睡经年的才能被激活！我马上进入状态，惟妙惟肖地跳着大猩猩的舞蹈。

从中我悟出了一个道理：不改变自己，就无法改变孩子。只有全心投入、用心享受过程，才能在其间解放自己、表现自己，才能徐徐酝酿快感，渐入佳境。

＊

回家以后，两个儿子从早到晚要操练好几遍在夏令营学会的歌舞，我也参与其中。我们还改编原版歌曲，创作山寨版本，唱得不亦乐乎。

在儿歌《贪吃的大猩猩》中，山寨版的大猩猩吃完苹果、桔子等食物之后，居然还吃下狮子，甚至要咬下小朋友的屁股，"最后呀，放了个大屁——噗！"在儿歌《蜗牛在哪里》中，在原版歌曲的"噗呲"之后狗尾续貂，继续一路"噗呲，噗呲，噗呲，噗呲，噗呲到底在哪里？"[①] 其他还有许多有趣的改编儿歌，不一而足。

在想操练歌舞的时候，彻之也对我下"准备，开始"的指令，即将手臂伸直，举过头顶，随后断然劈下。看到他如此积极地要求游戏，我感到十分欣慰。对他来说，这也算是与人交流的手段吧。

---

① 译者注：噗呲形容蜗牛的爬行状，借代蜗牛。

彻之和政嗣在炫舞。

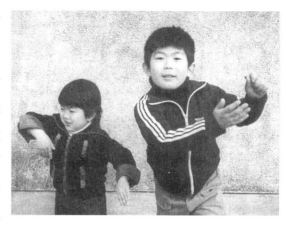

　　宿舍楼里的邻居对我说："小彻变化很大呀!"园田老师在给我们的家校联系册上也写道："说话的时候,发音比以前清楚了,词汇也丰富了。"

　　看到彻之快乐地又唱又跳（尽管有点自娱自乐的感觉），邻居的孩子也觉得挺好玩,都缠着我要学歌舞："阿姨,我也要学,教教我吧!"

＊ 丈夫也在孩子们面前扭动跳舞!

　　七月末,轮到丈夫和彻之两人去参加夏令营 B 套方案了。因为这个夏令营有个参加的前提条件,要求全部家庭成员必须参加,以在家庭内达成共识为目标。

　　丈夫不乐意："为什么一定要让我请假去呢? 我可不去!"我央求他:"爸爸不去的话,今后我们就去不成了。"丈夫只好无奈地答应陪彻之前往。

　　两人去"取经"期间,我告诉邻居的孩子们:"小彻现在去外地学习新的歌舞。等他回来,咱们一起学新的。现在咱们先学旧的吧。"在我家,以政嗣为示范的小老师,我兴致勃勃地教小朋友们唱歌、跳舞。最初人数不过数名,结果——"我要参加!""我也要!"逐渐增至三十余名（即整幢宿舍楼的全部孩子,小的只有三岁,大的读初中二年级）。暑假的傍晚,在宿舍楼前的小广场上,大家唱歌跳舞,尽兴而归。

　　其间最挂念的还是丈夫。可以想象,丈夫一边不停地埋怨一边极不情愿地舞动身体的模样。谁知一周过后，丈夫一回来把旅行背包往家里一扔，就和彻之飞也似的向外边跑，在邻居小朋友们的面前，表演刚刚学到手的新的歌舞。

以前，为人矜持的丈夫从来不会在宿舍的空地上或外人看得见的场所陪自己的孩子一起玩耍。现在居然在这么多的小朋友面前扭动舞姿！真是判若两人！

只要爸爸改变，孩子就会随之改变。这话说得一点都没错。彻之此前对忙于工作的爸爸敬而远之，现在喜欢黏在他身边了。丈夫载歌载舞的时候，表情动作比我更加夸张风趣，难怪彻之一看到他出现就催着要一起表演。

＊全员参加露天野营

早上，眼睛一睁开就开始唱儿歌，在早餐之前先唱两三曲；下午回家以后，再与同学、宿舍邻居的小孩们唱上十曲左右（我和政嗣也参加）；泡澡的时候，边唱《大拇指小拇指》《过手指独木桥喽》之类的儿歌，边做手指操；夜晚丈夫甫一回家，就被催着"爸爸，站起来"，丈夫只好匆匆扒几口饭就被迫跳舞。睡觉以前，在被子上或坐或躺，唱上几曲；关灯以后，仍然哼着"小拇指，大拇指……大家晚……安"，和政嗣一起道完"晚……安"后进入梦乡。

虽然唱歌看起来有点仪式化的倾向，但由于彻之每天都唱，歌词的发音日趋准确，会话的时候幼儿语式发音日益减少。歌词都是些日常用语，我想把练歌作为提高其会话水平的一个途径。

彻之逢人便唱歌或跳舞，以代替打招呼。大家都知道他的这个招数，只要他一出现，就马上围了过来。于是，在荡秋千、在滑滑梯、在小广场上、在路上，无处不是他表演的地方。

彻之对他人的关注度也明显提高。在儿歌《蜗牛在哪里》的最后，有一个接吻的发音"啾"，将要唱完之际，他会在人群中物色喜欢的小女孩，靠上去要"啾"一下，经常吓得小女孩"哇哇"乱逃，而他却在后面紧追不舍。

附近的街坊邻居告诉我："小彻最近变得开朗了，脸朝着我说'一起玩吧！'"

暑假里，每天在公司宿舍前的小广场上与邻居小朋友唱歌、跳舞，晚上纳凉时放烟火、捉迷藏。以前因幼儿园、学校不同或男女有别而互不来往的小孩子们也聚在一起玩耍了。原来成天关在家里、比较内向的小孩也与同伴们相处得亲密无间，家长甭提有多开心。

暑假即将结束的时候，终于有人提议："索性大家在这里搞个野营吧。"大家都觉得主意不错，于是分头去准备。从公司里借来四顶帐篷，在宿舍前的空地上支起来，暑假里的最后一个夏令营开幕啦！此事还惊动了上班的爸爸们和公司领导，他们也过来帮忙做晚餐，晚上还承担治安巡逻的任务，一起出力为孩子们营造了暑假的一个美好回忆。

在营地里，整幢宿舍楼里的孩子们倾巢出动，一起唱歌、跳舞，做咖喱饭，饭后放烟火。高年级的学生则组织小朋友们举行各种活动。此后，他们还为彻之在地域社会中生活发挥搭桥牵线的作用。

彻之特别喜欢其所谓的"帐篷里的棉被"，有生以来第一次在星空下的帐篷里睡着了。

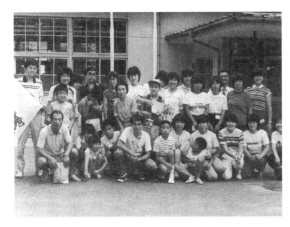

佐贺县自闭症儿家长会，在虹之松原疗育营地。（后列左边第二人是我）

从营地活动到疗育

暑假里，我们还参加了佐贺县自闭症儿家长会组织的夏令营。借用位于唐津市虹之松原的一处福利设施，家长带孩子一同参加，历时三天。其间遇到了许多专家和家长会的成员。

开营典礼在体育馆举行，彻之仍旧一刻也不能安静下来。事隔多年，时任团长的真田英进先生（现为佐贺大学教授）告诉我："营地前临大海，后挨铁道，当时我真担心不能保证彻之君的生命安全。"看来，那个超级多动、时常做出出格举动的彻之的印象要永远留在老师们的记忆中了。

在营地里还聚集了医疗、教育、福祉各方面的专家。这次我真正体会到了县小的好处，做事不拘文牍，容易调配各方的力量。在此，不但认识了自闭症专家们，而且还有机会结识许多学生，他们此后经常到我家玩。

大家白天在体育馆里、操场上做运动或玩游戏；到了晚上，又开篝火晚会，又放烟花，快乐的场景终生难忘。

不过，这个夏令营活动也有个缺憾——没叫残障儿的兄弟姐妹一块儿来，只能留守家中。于是，翌年我担任营地委员之后，说服老师们和家委会其他成员，新设了兄弟姐妹的夏令营。在佐贺生活五年，我们每年都报名参加这个夏令营（陪超级多动的彻之度过暑假的话，参加在大自然当中放松度假的夏令营活动无疑是最好的选择。说真的，在他进入初中以前，

106

彻之在快乐的游戏中学习模仿。

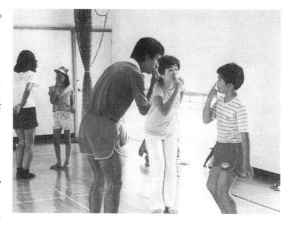

每逢长期休假的时候，我就寻找相关的营地活动，带他参加）。

这项夏令营活动，作为家长会的"看家"项目，至今仍在延续。

返回川崎以后，每年我们仍然受邀参加。在营地里，我向大家汇报在川崎当地地域社会的实践情况，包括养育彻之的事情以及作业所、集体之家、援助中心的运营现状。彻之也以与想念着的师友重逢为乐事。

＊ 接受行为和语言的指导

在虹之松原营地，认识了国立肥前疗养所的临床心理医生古贺靖之先生（现任西九州大学教授）。听他说，在肥前疗养所成立了以青年教师为中心的教学团队，正开展"周六班"活动。受邀之后，我当场表示要参加。

从此，每周六下午，我带上彻之和政嗣，开车前往。单程花时四十多分钟。

每次都在体育馆里与其他自闭症儿一起做些运动或活泼有趣的游戏，有时还在附近的一片葱郁的丛林中跑马拉松。热心的学生志愿者们来自肥前护理学校，总是赶过来陪孩子们，经常玩得热火朝天。

我们本来每周都会去一次佐贺教育委员会推荐的县立教育中心。在

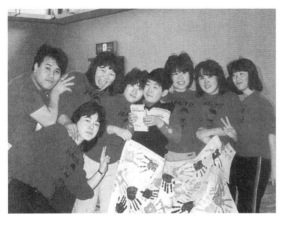

周六学习班，在肥前护理学校学生们的簇拥中微笑。

那里，彻之或自由地蹦床，或在游泳池里尽情地玩水，或参与箱庭游戏①，老师则在一边观察其举动，对我提些指导、建议。其实教育委员会还推荐过另一家疗育机构——肥前疗养所，那儿倒是一直没有去过。因为听一位家长说，他家孩子在肥前接受疗育指导时，训练强度过大，以致孩子不胜压力，患了胃溃疡，甚至吐血。是故视为畏途，逡巡不往。但是，在"周六班"上，看到肥前的老师们陪孩子们玩得颇为尽心，感受到他们对小孩的热情和爱意，觉得不妨把彻之委托给他们试试。

最初我和丈夫一起去拜访，听古贺老师讲解他们是怎样指导训练的，觉得不错，就定下来每周一次去接受古贺老师的行为指导和原纪子老师的语言指导。

为了控制彻之活力四射的多动，古贺老师设计了一些有针对性的训练方案。例如，让彻之站在跳箱上，往远处跳下来。逐次提高跳箱的高度，使之越跳越远。每次跳完，让他用卷尺测量一下到底跳出了多远。这样，既能给彻之提供充分发挥体能的去处，又能利用其对数字的迷恋，用数字的办法来教他行为的意义所在，促进其行为的自觉性。

当彻之不听指导、兀自行动的时候，会遭到古贺老师施行的体罚——

① 译者注：即让对方用盛沙的箱子和一些玩具布置模型庭园的心理疗法，亦用于心理诊断。国内亦称沙盘游戏或沙盘疗法。

像摔跤选手那样把对手的身体压弯成虾状。因此，他会干脆利索地执行古贺老师的指令，行云流水般地完成各个项目。也许他对古贺老师心存敬畏，想尽快做完课题，摆脱苦境吧。他期盼早点进入下一堂课，那可是和蔼可亲的原老师上的语言指导课呀。

当时的彻之在家不听指令、妄自行动，在这里对古贺老师的指令却一一反应。在老师面前，超级多动的现象潜形息影了（可是，一出肥前疗养所，他又马上恢复原形）。

原来彻之也有不多动的时候！这对我来说倒是个意外。我为这个"发现"特别惊喜。

通过这件事情，我认为：经常体罚、叱责孩子固然不好，因为那样会引起别的行为问题，但是偶尔为之，让他分清某事什么场合可以做、什么场合不可以做，教他什么事情应该怎么做，作为非常措施也未尝不可。也许还会收到意外的效果——听得进指令了，控制住自己的行为了。

在肥前疗养所学到了"将彻之的行为落实在有意义的事情上"的思路，此后在家庭、地域社会中进行了泛化实践。

周六班的老师们此后也过来参观我们开展的"周日滑冰班"的活动，还为有明会的大学生志愿者们指导如何与残障儿童相处。

＊ 滑稽的天性显露出来

多亏众多热心人的关注和干预，彻之得以融入圈子，玩得开心；滑稽的秉性似乎也日益呈现出来，俨然一个能歌善舞的快乐王子。彻之知道与人交往的必要，深谙其中的乐趣，故而性格也日趋开朗明快，率真近人。

同班同学的妈妈们经常告诉我："孩子每天回家话题里总提小彻呢。"

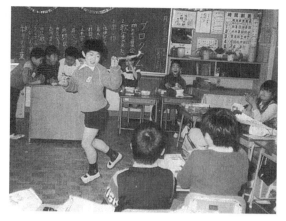

在班级表演会上,"滑稽小彻"颇有人气。

还说,自从彻之转校以来,班级里的同学更有凝聚力和活力了,笑声也更多了。听了这话真开心啊!

在秋季运动会上,我在看台上坐立不安,担心他不能与大家一致行动。谁知他还挺争气,在团体中准确地跳完了"单簧管弄坏了!"和"鲈鱼盖浇饭"的舞蹈,动作协调到位,倒没让人觉得与众不同。

在接力棒比赛中,由于他本人还没有理解接力竞赛的意思,途中走走跳跳,他那一棒比其他孩子多花了一倍时间。其他的同学却斗志昂扬:"咱们把小彻那份也争回来!"二年四班最终获得综合第一名。真是团结就是力量啊!老师也为学生们的团结互助而倍感欣慰。

整场运动会上悬念迭出,令人忐忑不安。我还被大家生拉硬拽出来参加学区内家长接力对抗赛,负责跑最后一棒。结果不负众望,速度第一,我们这一组也获得综合第一名。我为之振奋,高兴得像凯旋的将士。

为了促进近邻理解彻之的情况,我积极参与町内会的活动,还被大家拉出来参加妈妈芭蕾舞的表演。由此及彼,还与其他街道的居民熟络起来,让大家都认识了我们母子。在小学里我被选为学校委员,时不时地获得作为残障儿家长的发言机会(在学校的家长研修会等场合)。当仁不让,努力争取让大家理解彻之,在各方面关照彻之。

我请求大家:请不要因为彻之是特殊儿童就给他特殊待遇,如果他做了不该做的事情,请批评他,就像批评自己的孩子一样。同时,如果他做平时逃跑快如疾风，运动会上却总是慢似老牛。

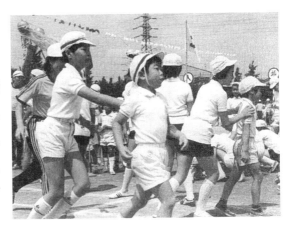

了好事或有所进步，请诸位也不吝赞赏。结果，大家对彻之视同己出，将他的事情放在了心上，好像彻之一下子增加了几十名好妈妈。

　　"孩子应该在地域社会中培养。"我觉得这句话千真万确。

再遇园田老师

将升三年级的时候，彻之特别喜欢的园田老师因工作调动，从赤松小学转到北川副小学。

这真是个很大的打击。新的班主任是其他学校调过来的男老师。

新学期伊始，我就和丈夫一起去学校沟通。班主任老师说，原来以为自闭症的孩子没什么大不了的，会老老实实地坐在那里一言不发，谁知彻之如此多动。自己体质比较虚弱，实在没法与他周旋。

事实上，让新老师带彻之确实有点勉为其难。四月份在上家长观摩课的时候，我们看到老师一直坐在椅子上讲课，全凭语言完成对学生的指导。而单靠语言无法促成彻之的理解，他整堂课上一直受老师批评。一看就知道，彻之的存在对老师而言已经成了沉重的包袱。

彻之因心理压力过大得了夜尿症（尿床），白天也尿在裤裆里，状况陡然恶化。倘若因彻之之故让本来就身体虚弱的老师累倒，那么问题就严重了。为了减轻双方的负担，我们决定停学一学期再说。

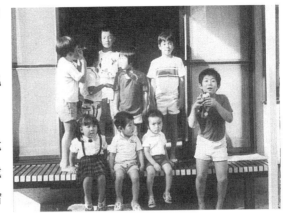

在新居，酷爱哆啦Ａ梦的彻之与邻居小孩们在一起。

＊乔迁的宴会也是交际的平台

当时，每天有大批同班同学和大学生来我家，三室一厅的公司宿舍已显狭促，索性买块地皮造座房子。整栋宅子前面弄个大院子，留给彻之纵情疯耍。选址亦有讲究，新家建在城南初中（我的母校）的学区内，彻之今后读初中的时候，又可以和从赤松小学升上来的同学们同处一校了。但在小学阶段，此地划归北川副小学。

从三年级第二学期开始，彻之转学到北川副小学。幸运的是，再次由园田老师担任班主任。

北川副小学既有许多当地的学生，又有不少丈夫公司同事的子弟。乔迁当日，公司同事竟来了三十人助阵，他们的子女大半在该校就读。

家什搬妥之后，举行乔迁宴会。搬到可以尽情奔跑、不必"急刹"的大宅子，最兴高采烈的无疑是彻之。他兴奋地在人群间穿梭。这正好是向诸位介绍他的好机会。

再者，在搬家的行李中有许多皮革和藤条之类的手工艺材料以及既成的作品。我制作皮革手工和藤艺的"秘技"顿时披露，博得惊羡之余，顺水推舟地表示有意办个学习班，在当地广收门徒。丈夫同事的太太们和近邻的家庭主妇们闻风而动，纷至沓来，到我家学习皮革工艺和藤艺。

在北川副小学时期，我与最铁杆的支援者佐藤和子女士可谓至交，

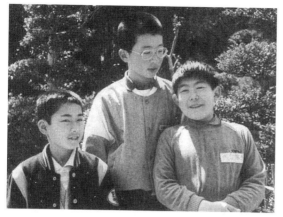

与同班男同学在一起。(中间是森隆久君)

我们就是通过藤艺结识的。她也是丈夫同事的太太，家有二女，分别与彻之和政嗣处在同一年级。此后，在滑冰学习班和游泳学习班的创办过程中屡屡出谋划策，还鼓动家委会成员和其他太太们参与义工活动。

这样，我波澜不惊、水到渠成地获得了新小学家长们的理解。过程之顺利，出乎我的意料。[1]

* 同班的男女同学

在新的学校，园田老师向全班同学们介绍彻之的情况，中间还穿插了一些他在赤松小学时代的逸事。有一段话我印象特别深刻。园田老师讲，彻之君之心，犹如一张雪白的画纸。在这张纸上，究竟用美丽的颜色绘画，还是用丑陋的颜色涂鸦，全凭同学们处置。为了画好这张画，我们大家为他做出良好的示范吧。彻之君之行为，可以说是诸君行为之结果啊。

园田老师似乎把一起上学放学当作学生之间交流的切入点，最先将住处离我家较近的森君、田中君、山口君、永田君等几位同学介绍给我们。

在北川副小学期间，帮助我们最多的同学是其中的森隆久君。他坚持每天为彻之迎来送往，还经常到我家为其辅导功课。在学校里也事无巨

---

[1] 译者注：彻之妈妈要是生在古代，一定是个可以兵不血刃地攻陷许多城池的智将，所谓"谈笑间樯橹灰飞烟灭"者也。

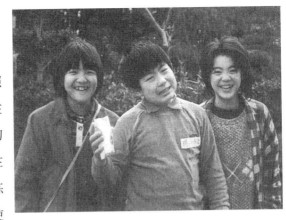

细，一点一滴耐心地照
顾彻之。在校外野营住
宿训练的时候，他把彻
之编入自己的一组；在
夜晚锻炼胆量的训练
中，尽量安抚彻之，使
之不产生恐惧心理。

在女同学中，小塚原、小井泽、小江头等人既热心又稳妥可靠。当
有男同学欺负彻之的时候，她们总是挺身相助。

据说有彻之居间，班里的男生和女生逐渐相互协助，关系也比其他
班级融洽。

听说男生们都羡慕"小彻能从容地与女生交往"。在集体舞中需要与女
生牵手时，男生们因为害羞只肯伸出一根手指轻勾舞伴的手，而彻之却能
坦然地牵手，牵得非常到位。难怪他们要嫉妒呢！

从五年级开始同班、经常照顾彻之的内田努君告诉我："我们男生对
喜欢的女孩说句话都觉得难为情，小彻居然牵着女生的手来上学。大家羡
慕得要死。"

彻之似乎有点"怜香惜玉"。听说有一次，几个男生嘲笑一名老实乖
巧的女孩，把她弄哭了。彻之上前一喊："停止！世界和平！"大家愣了一
阵，停止嘲笑，转而惊叹："真厉害！"

这也许是掌握词汇不多的彻之在表达自己强烈的情感吧。

平时女生们对自己关爱有加，现在那女生在哭泣，该多么委屈呀！
可见，从孩提时期开始，在彻之身上已初步具备领会对方心情、体会对方

感受的朴素情感。

情人节那天，女生们纷纷来到我家，赠送巧克力给彻之。

＊ 来自同学们的欣赏

班里时常举行各种表演秀，分组轮流表演节目。彻之总是等不及上场的顺序，猴急着蹿出来跳舞。在全校的"达人秀"上，他也获得了不少唱歌、跳集体舞的出场机会。擅长表演的彻之在校内颇有人缘，被称为"滑稽小彻"。

在毕业留言册上，内田君记载着零星趣事：音乐课上，大家正欣赏着录音机放出的旋律之际，小彻突然站起，模仿指挥家比划起来，一副自得其乐的样子。在远足的旅游巴士上，小彻一旦麦克风在握，不唱上五曲绝不罢休，十足的"麦霸"。归途中，因秀歌过度，声嘶力竭，喉咙都哑了。从早到晚，总有一批同学聚集在小彻周围。

彻之真有点像落拓不羁的名士，其行动总是出人意料。对于富于变化的偶发行为，同学们既不介意，也不厌烦。全班、全校都以欣赏的眼光来看待彻之的行为。在学校里，他众星揽月一般被大家围着，简直不能相信在幼儿期他竟会厌恶身处人群。

在班里，他不是"客人"

有得必有失。在学业方面，我没有什么期望，他在班里像个"陪客"也是没有办法的事。但是，尽管他对课堂的内容不甚了了，却养成了"与大家一起学习"的习惯。

轮到彻之朗读课文。

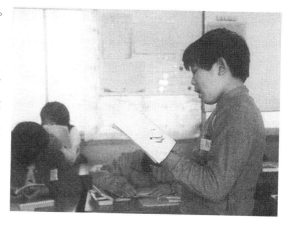

　　彻之会读文字（尽管不明白许多文字的意思）。虽说只不过是文字和读音的配对，但可以朗读课文。园田老师知道底细，在课堂上巧妙地给彻之创造露一手的机会，使之参与到伙伴中来。朗读课文的时候，积极地点彻之的名。

　　道德课上，任课老师先给学生们看教育频道的电视节目，再让大家读课本、谈感想。教育频道正好是彻之的至爱，在家里一直在看，还经常独自唠叨电视里"周日美术馆——拉格什的坐像"①之类的只言片语。听同学们说，彻之课堂上目不转睛地盯着电视机，课文读得还算流畅。

　　当时新的学年刚刚开始，大家尚不了解彻之。老师提了一个问题，同学们谁也答不上来。鸦雀无声之际，彻之突然举手："我！"全班惊叹："这人真厉害，居然知晓答案。"

　　谁知彻之的回答却是莫名其妙的"OBS大分放送"，举座惊愕，简直答非所问！惹得哄堂大笑。

　　此后彻之对任何提问都以"OBS大分放送"来回答（至今仍唠叨着这个词）。

　　据说这件趣事成了彻之与同班同学的关系走向融洽的起点。

---

①　译者注：拉格什（Lagash），古苏美尔的城邦，兴衰于公元前25世纪至公元前20世纪之间，其遗址在今伊拉克境内，位于幼发拉底河与底格里斯河交汇处西北。考古发掘多有发现，"坐像"即是其中之一。

另外，听说大家不敢轻视彻之的原因在于他非常擅长算术。"小彻会解答许多算术难题呢！"他成了班里的神话。后来同学回忆，当时不知彻之在写的东西的意思，现在想来，不过是一些"$\sqrt{6}$"之类的符号。

彻之只是对符号感兴趣，仅仅写了些"X="、"Y="之类的东西，并不明白其中的意思（概念）。但对小学生而言，这些已经够高深了，难怪他们对彻之肃然起敬："真厉害！"

听说彻之还是班上最早记住九九乘法表的学生，算术题目解答得既准又快。

一招鲜吃遍天下客。哪怕只拥有一技之长（即使是刻板的技艺），也会对他在班级里找到"安身立命"的立足点有所帮助。

因此，在班里彻之绝对不是"客人"。

至于家庭作业，我让他和来家里玩的同学一起做，而不用自己亲自教。因为如果我一对一地教他的话，我自己会烦躁不安，耐不住性子，效果反而不好。

我采取了迂回战术：先由我教他的同学做，再由同学教彻之做。这样，彻之就很顺利地进入学习状态了。

＊ 游泳比赛

彻之六岁开始参加游泳俱乐部学习游泳，习得了鱼一样的水性。

在小学里，整个夏天的体育课都是游泳。每年夏末，学校举行班级游泳接力对抗大赛。六年级那年，众望所归，彻之获得全班同学的鼎力推荐："小彻游泳好得没话说。第一是小彻。"大家对他寄予了极大的期待。

谁知比赛甫一开始，即出乱象。按规划，彻之游完二十五米后要与第

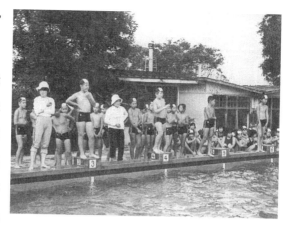

游泳大赛。预备!"第4泳道,明石彻之君!"

二个选手拍一下手以示任务交接,可他游兴未尽,一路游去。待机的同学慌忙跃入池中,追赶彻之。在游出五十米处终于被老师逮住,拽出泳池。同班同学依次拼搏,最后以第三名到达终点。

但是,由于彻之没有碰手,且游出五十米远,违反比赛规则,导致他们班级失去了排名资格。同班同学并不因彻之的失态而气馁,仍然拼命赶超,结果却被褫夺资格,当然心里不服,于是拥到体育老师那里评理。

同学们不去责备彻之,而去宣告资格失效的老师那里抗议,表达对判定的不满:"小彻毕竟游了五十米呀,应该表扬他才对。什么资格失效,太没有道理了!"

事后从班委那里得到的消息说,尽管结果无法改变,但大家一起向裁判老师抗议了。虽败犹荣,胜似夺魁。这件事恰恰证明了全班同学的团结一致。

听后我万分感激。我感谢大家为只拥有唯一一项体育特长的彻之提供出阵的机会,也感谢同学们竭力庇护彻之的同窗友爱。

在体育课上,也不乏令人捧腹的趣闻。有一种体育竞技,名曰"港球",即在场地的两端各立一人,代表各方"港口",球到其人即算入港,得一分。玩法挺像篮球,却比篮球简单。

彻之不分敌我,只要被呼唤"小彻",就回答"到",马上将球扔了过去。于是对方不断地呼唤"小彻! 小彻!"彻之则一一应之,将球传给对方,势同自杀。己方队友只有干着急的份："错了！错了！"大家爆笑。

有一次马拉松比赛，彻之在途中莫名其妙地跑丢了。

其实园田老师为了防止他迷路，事先特地派了几名与他运动水平相当的同学在其前后左右伴跑，比赛现场他们拼命奔跑，自顾不暇，总觉得彻之或早已跑在前面，或落在后面。到达终点一看——"小彻不见了！"于是一阵骚动。

大家折回原路寻找，在途中的一个加油站发现了他。原来在那里的卫生间墙上贴着一张印有女明星的挂历，他正在喋喋不休地跟女明星诉说着什么。加油站员工觉得匪夷所思，同学替彻之解释："探查厕所和挂历是我们小彻的爱好。"

彻之真是一盏不省油的灯，几乎每次活动都会引起骚乱。

调皮的故事

进入小学阶段，彻之依然对"厕所探查"乐此不疲，兴趣有增无减。

五年级时的某次远足，来到同一公园的其他小学的老师反映："有个男孩怪怪的，竟在偷窥女厕所，赶紧通报警察吧！"园田老师第一反应——"不会又是彻之吧？"随即应道："哦，那是我班的孩子，对厕所感兴趣……"解释了一番他的情况，得到对方的谅解。

同班的女生知道彻之的兴趣所在，经常提醒他："小彻，不能张望女厕所！"因此，不用我一路陪着，同学们会帮我提醒他不要骚扰别人、注意危险的事情。这样，我可以放心地让彻之外出了。

"不张望女厕所！不张望女更衣室！"至今仍是彻之的口头禅。

六年级修学旅行即将出发。
（旁座为内田努君）

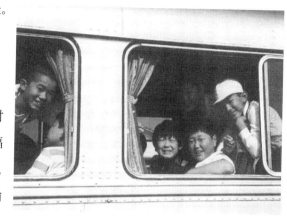

＊唾车事件

小学六年级的时候，学校组织学生去福冈的大宰府修学旅行，归途发生了一起不愉快的事件。

在返校的旅行巴士上，彻之从车窗向外吐了一口唾沫，不巧正吐在旁边驶过的私家车上。车主记住校名，从福冈打电话到学校投诉。

六台巴士返回学校后，校方留下全部学生，排查肇事者。调查结果，嫌疑的车辆正是六年四班所乘坐的车。全班同学留在学校里挨批评、致歉以后才被放回。据说当时"小彻一下车就若无其事地回家了，根本没留下"。"犯人"就是这个还不知道发生什么风波的彻之。当天傍晚，学校通知我："吐口水的人据查是彻之。"我立即打电话向对方道歉。

对方怒不可遏："不知道学校是怎么教育孩子的！"我解释道："其实我的孩子是特殊儿童。是我平时教子无方，与学校无关。"随后说明了彻之的情况，讲清彻之的行为并不是出于恶意；学校宽容地接受了身为特殊儿童的他，一直尽心地教导他，应算尽职。最后我表示要马上动身去登门道歉。

对方体谅道："我不知道事情的原委，乱发了一通脾气。现在完全理解了，真的不必特地从佐贺赶过来。"

我准备好致歉的礼品和信件寄过去，信里叙述了养育彻之的经历。对方郑重地回信，并主动联系学校，赞扬北川副小学"不愧是所好学校"。

听说园田老师后来向六年四班的同学道歉："错怪了大家，实在对不起。"

当时，班委内田君坐在彻之旁边，也许在他不注意的时候，彻之吐了唾沫吧。内田君因此挨了老师的批评："坐在旁边，你应该提醒他呀。"后来他说："小彻被批评的时候，我也总会被连带批评。现在想来，那些也不失为一段快乐的回忆。"

在毕业留言册上，内田君写道："某时，我看到不远处聚集着一些人，'到底发生了什么事？'我挤进去一看，原来是彻之君被大家围观呢。那是我第一次见到彻之君的情景。"

内田君在留言册上还写着"亲友，明石彻之君！"他一直和彻之形影相随至毕业。

现今已成为一名县立高中教师的内田君感慨道："成为教师以后才感到，园田老师确实了不起，值得我们敬仰。"当初来我家的大学生志愿者，有的以彻之为题写毕业论文，有的在教职实习的时候进入彻之所在的班级见习。接触过园田老师的人都说："把彻之融入班级集体到如此程度，园田老师真是位有能力的教师呀！"

一起成长，自然会找到干预方法

多亏园田老师和同班同学的帮助，彻之的校园生活过得风生水起，有声有色。我十分放心，自己也尽己所能，尽量使彻之的小学生活过得更加充实。

转学到北川副小学的那年秋天，我领着十七名彻之的同学去参加在黑发山举办的少年之家自闭症儿营地活动。该活动是大学生志愿者组织有明

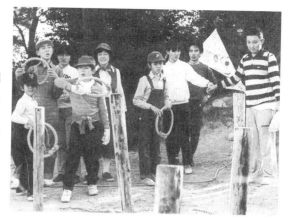

在黑发山疗育营地娱乐活动的情景。(左起政嗣、彻之和我)

会的初次尝试，无论如何我都要促其成功。有些家有特殊儿童的家长认为学生做事不可靠，我一一说服她们："学生们是可以信赖的。他们朝气蓬勃，富有干劲。这个活动策划得十分出色，孩子们肯定会玩得开心。"大家多次聚在一起讨论，准备得相当充足。

再看看班里的反应吧。听说刚转校过来不久的残障儿的母亲邀请大家去参加营地活动，同学的家长们都纳闷："到底是怎样的营地活动？"纷纷向老师打听。园田老师耐心而仔细地向各位介绍赤松小学时期彻之的状况、我的育儿方针以及此次活动的情况。

借助这次活动，家长们提前了解了彻之。营地活动运作成功，孩子们过得开心，最终赢得大家的好感："不同寻常的母子俩转过来之后，班级的集体生活更丰富有趣了。"

我一直带近邻的孩子和彻之的同班同学去野营、游泳学习班、滑冰学习班，其目的并不在于让残障儿尽快学会游泳、滑冰，也不在于以此减轻其残障程度。

在当时的佐贺，身有残障的儿童不是被关进福利机构，就是被关在家里。我希望尽可能地扩大包括彻之在内的许多残障儿童的生存空间，使之来到公共场所，与地域社会的人们相识、交往，相互理解、相互学习。我想大声疾呼："即使身患残障，也应在地域社会中堂堂正正地正常生活。"因此，普通儿童的参加是不可缺少的。

最初园田老师、家长们对我的计划感到惊讶，担心会出什么乱子——"这转校生的妈妈咋这么多事呢？"但孩子们却被我们策划的愉快的项目所吸引。只要他们玩得兴高采烈，老师和家长们自然会理解和支持我们。

在一起游玩当中，同学们了解了彻之全天的起居，这对他顺利地适应班级集体起了极大的作用。与在学校里的学习相比，玩耍中的交往更能促进相互理解。

孩子们通过与彻之的接触，熟悉了他的情况，自然而然地掌握了真正有益于其成长的干预方法。在他会做的事情上，静观其成，耐心等候；在他碰到不会做的事情时，才给予援助。他们不着急，也不干涉，只在必要的事情上自然地伸手帮上一把。

对残障人士而言，最需要的不是同情，而是理解和支援。只要从小与之一起成长，一起生活，休戚与共，谁都会很自然地理解这个道理吧。

＊ 班里人气投票中得第一！

在与孩子们一起游玩时，我发现了一个现象——在学业上乏善可陈的同学却在游戏中展露出许多闪光点。有的擅长爬树，有的精通"打陀螺"和弹珠，有的很会哄婴儿……拥有令人称羡的亮点的孩子实在太多了。

有的小孩在学校里被贴上"蛮横无理、难以管教"的标签，可在彻之被高年级学生欺负的时候，他们却会挺身而出，成为"保护神"；被认为学业跟不上的孩子为了能教彻之做作业，自己先拼命加紧学习。

彻之的存在对同班同学的内心产生的影响似乎不可小觑。

木村君在作文中这样写道："我有时也受到小彻的激励。在课堂上烦躁坐不住的时候，听到他的笑声，枯燥乏味的感觉一下子就被冲散了。效六年级同学的毕业集体舞，彻之用身体做了一个"V"。

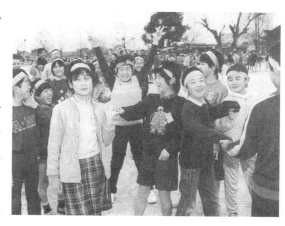

果非常奇特。"

在毕业的留言册上，有人写道："班里的人气投票，明石彻之君得票第一！"

读着同窗诸君深情款款的留言寄语，我几度留下了感激和欣慰的泪水。

我们一家大小愉快而充实地度过了彻之在佐贺的小学时代。

第 **10** 章

滑冰和游泳学习班

周日滑冰学习班

为了增加与本地区小孩、居民的接触机会，尽量扩大共同生活的社会平台，迁居佐贺的两年之后（1983 年 2 月），我开设了"残障儿童周日滑冰学习班"。

举办的缘起很偶然。前一年的十一月某日，在开车经过体育中心前面的时候，彻之看到滑冰场的招牌，不停地喊着"冰！冰！"我当时想当然地以为他想滑冰。

以前无论问他什么问题，他总是鹦鹉学舌一样地回答，所以很难明白到底他想做什么。从那阵子（小学四年级）开始，他终于能以语言来表达自己的意志了，我喜出望外，尽可能尊重他本人的意志行事。既然想在体育中心滑冰，我就满足他这个愿望吧。

但我毕竟心里没底，不敢马上带他去滑冰。正好当时教育委员会举办了一个"巾帼滑冰学习班"，我立即报名参加。在那里练习一阵之后，我学会了滑冰，旋即教政嗣。考虑等我俩都滑熟了以后，再带彻之过来学习。

在"巾帼滑冰学习班"指定的练习日期以外，我和政嗣还每天过来加班加点刻苦训练。

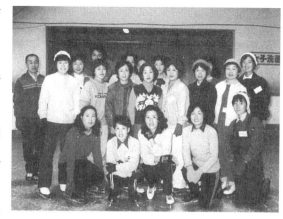

巾帼滑冰学习班的成员。(后
列右数第三人是有马房子女士)

体育中心的人觉得
奇怪,问我们为何每日
必来,我回答:"因为我
家那个特殊的大儿子说
想过来滑冰。"

"为了让身有残障
的孩子来学滑冰,家人竟付出这样的努力!这倒是第一次听说。其他有特
殊儿童的家庭想必也有类似的情况吧?你们索性把这个溜冰场包下来,让
孩子们痛快地玩多好。"他建议我们为残障儿童专门办个滑冰学习班。

＊ 支援阵势扩容,一切准备就绪

我创办滑冰学习班的目的不仅仅为了彻之,也为了给其他残障儿及
其兄弟姐妹提供一个享受滑冰的机会。残障儿因父母怕其惹事而失去在公
共场所参与运动的权利,兄弟姐妹们因父母忙于照顾不幸的手足同胞而备
受冷落,缺乏童年的乐趣。我还希望本地普通的孩子们踊跃参加,在相互
接触中加深对身患残障的伙伴的理解。

原来想以自闭症儿家长会的名义召集学员,但是各位家长对新事物
谨慎有余,信心不足,竟无一赞同。他们认为:连父母及其兄弟姐妹都不
会滑冰,却让自闭症儿童学,无异于赶鸭子上架。举办这样的活动,工作
千头万绪,并不是拖着自闭症儿的家长所能胜任的。我考虑再三,还是决
定要做就做到底,大不了自己个人掏腰包租场地。在企划和运营方面,我
打算求助于彻之同学的父母以及班级家委会成员。

园田老师对前景亦不乐观:佐贺当地人做事往往瞻前顾后,忌惮人言,

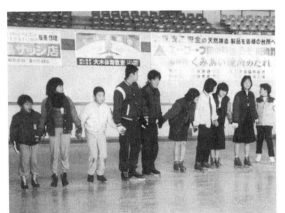

冰上团体舞。（右为彻之和同班女同学）

最后一事无成。恐怕很难得到大家的协助。

但支持的队伍日益扩容，有人还主动请缨。自闭症儿家长会的人们也陆续靠拢过来，做些力所能及的事务。

可惜有明会的大学生志愿者们没人学过滑冰，无法陪孩子们一起玩。于是，我邀请巾帼滑冰学习班的学成者组成名为"粉红果冻会"的教练团队，负责在周六培训大学生志愿者，周日则陪残障儿一起练习。尽管她们平时没有接触过残障儿童，但还是爽快地答应了。发轫更早的滑冰兴趣小组"企鹅俱乐部"的成员也欣然过来帮忙。

辅读学校、国立肥前疗养所等处的老师们也不甘落后，为家庭主妇志愿者和大学生志愿者指导如何与伴有问题行为的重度自闭症儿相处。

准备工作做得可谓滴水不漏，周日滑冰学习班开班了！

我告诉自闭症儿家长会的成员们："即使不能带自闭儿本人过来，也不妨带其兄弟姐妹过来呀，带其他小朋友过来也不要紧呀。"因此，在人数比例上，普通儿童和志愿者的总人数要超过残障儿童。

＊拉着滑板溜

咱们再来看主角彻之在开班当日的表现吧。他竟然在初来乍到的现场发脾气了！他愤怒地扔掉冰靴，一边呐喊，一边在场内乱跑。最后竟不换鞋就走到溜冰场的一个角落，抓起冰来吃！哦，原来他叫喊的"冰！冰！"

作为干事，我宣布流程和注意事项。

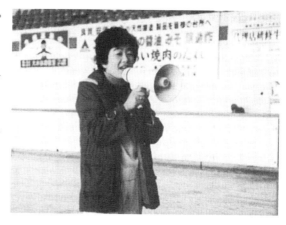

并不是滑冰的"冰"，而是冰激凌的"冰"呀。看我多么冒失！一厢情愿地忙乎到现在。

可是，为举办滑冰班我们已精心地准备了两个月。三十三组家庭、一百八十一名参加者已经集结。箭在弦上，不得不发。

运动中心把租金酌情减半，还叫来媒体搞宣传，以壮声势。又哭又闹的彻之不偏不倚地被拍到 NHK（日本放送协会）的摄像机镜头里。远在福冈的母亲后来在电视里看到这个画面，打来电话埋怨："洋子啊，你怎么放下彻之不管，随他去哭呢？你到底为谁忙乎呀？"

彻之对冰鞋和滑溜溜的冰面都十分畏惧，不管我和专属志愿者怎么劝说，他都听不进去，到处逃避。过了一阵，他逐渐冷静下来，稍许观察一下周围的动静。瞧，弟弟政嗣正神气活现地溜着呢，同班同学也在冰上玩得不亦乐乎。

他止住哭泣，开始注视人们的一举一动。这时，他平时特别喜欢的女生和政嗣过来邀他上场。盛情难却，就换上在学校教学楼里穿的鞋子（冰鞋还是不敢穿），战战兢兢地进入溜冰场。

我们事先为初学或怕滑的孩子准备了滑板及其他道具。此时，让彻之坐在滑板上，由政嗣牵着绳子，拖拉着在冰上滑走。政嗣徐徐提速，彻之兴奋得"呱呱"乱叫。看到这样的情景，我终于松了口气。

看来，先教政嗣滑冰是明智的。他知道超级多动的彻之喜欢体验加政嗣在冰上的飒爽英姿。

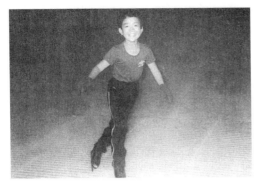

速的感觉。数月以来，他每天必练，滑冰技术已炉火纯青，在现场已无出其右者。既洞悉哥哥的性格，又擅长滑冰的政嗣无疑是最棒的支援者。

"真厉害啊！"在人们不停的赞扬声中，政嗣滑得更加自信了。

＊ 保守的妈妈们也来了

一经电视、报纸报道，报名者纷至沓来。我们做到来者不拒。我希望这个滑冰学习班能成为残障儿进入公共场所的初始平台，由此起步，推而广之，改变当地现状就不是遥不可及的梦想。

在欢快氛围的感染和好奇心的驱使下，起初不敢脱离扶手的小孩也亦步亦趋地进入滑冰的状态，适应速度之快，超出我们的预想。残障儿与同胞、家庭主妇志愿者的孩子、大学生志愿者欢聚一堂，尽情领略来自冰上世界的乐趣。

还可以在冰面上玩游戏。不会滑冰的孩子可以坐在滑板上，由别人拖着滑；不能穿冰鞋的孩子可以穿上长筒靴将就着滑。许多游戏在地面上无法开展，却在冰面上可以实现，这令我大开眼界，对人们的创造力惊叹不已。

有腿脚不便的学生要过来参加，辅读学校的老师搬来了加工过的课桌。桌面锯掉一块正好嵌入身体的半圆形，在桌子脚底安装上小型滑雪板。一看就知是老师自己动手改装的。这样，孩子就可以将胳膊支在桌面上，撑着身体滑走。可见，不管残障程度有多么严重，只要有点子，有设计，妥善处理，终归会找到相应的玩法。

东京来的专家从理论角度阐述了滑冰活动的意义："对有感觉统合障碍的自闭症小孩来说，滑冰对其身体本体感和平衡感的建立、掌控身体能力的形成具有疗育的效果。"

参加学习班的同胞儿童回家怂恿自己的妈妈："那儿可好玩了！快带哥哥过去吧！"妈妈们再也沉不住气了，陆续领自闭儿过来参加。不来则已，一来便尝到甜头，此后每场必到。

她们也开始热衷此道，把孩子委托给志愿者，自己滑得淋漓畅快。妈妈们能够不必顾忌人目、放松身心来享受运动的乐趣，此事已殊属不易。更可喜的是，她们已经从中真切地体会到"凡事要朝积极的方向考量，不必轻言放弃"的道理——遇到难事，往往叹一口气、退一步就会痛失良机；咬一咬牙、进一步则柳暗花明。此前，大家曾经几多进退失据，迷失在可为与不可为之间啊！

＊ 滑冰接力赛

第二年，我们更新了运营方式，前半场的一小时仍旧包场，后半场的一小时则契入运动中心的正常对外营业时间。中途虽有其他客人入场，孩子们马上适应这个变化，仍可以再滑上一个小时，与其他人相安无事。这也不失为学习社会规则、增强社会性的良机。残障儿童可以领会在互不相识的众多人群中练习滑冰而不去打扰别人的道理，为今后能够与家人、朋友一起享受滑冰的乐趣打下基础。

随着滑冰技艺的提高，残障儿童们都体验到了提速滑走的快感。普通儿童们更是富于创意，不断地开发出五花八门的冰上游戏和舞蹈，挑战

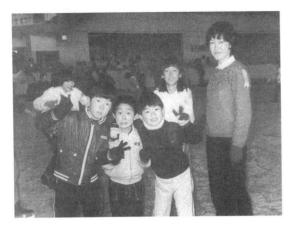

着一切可能性。

　　在第二年的末期，我们与在运动中心训练的其他几个普通儿童团体联合举办了"春假小不点儿冰上运动会"。

我们选出由四名残障儿童及四名同胞儿童组成的代表队参加滑冰接力赛。由于我们每周坚持训练，技艺上略胜一筹，最终荣获第二名的好成绩。负责最后一棒的政嗣更是连过数人，力挽狂澜，堪称快举。

　　平日家长往往在残障儿身上多花工夫，而其兄弟姐妹却难免遭到冷落，只好忍受寂寞，克制不满的情绪。在滑冰场与家人和朋友们一起欢度假日，兄弟姐妹们空虚的心灵得到了满足，自信心似乎也增强了。同时，还了解到其他残障小朋友的状况，结识了与自己境遇相同的他们的同胞。

　　在第三年大人小孩们也滑得非常尽兴。

　　彻之的滑冰水平飞速提高，志愿者已经望尘莫及。看到他一个人在冰面上恣意滑行的样子，简直无法想象在开班当日他哭闹不休的情景。

　　此后，他那精湛的滑雪技艺也得益于在练习滑冰过程中所培养的平衡感和运动能力。其他运动项目由于无法理解规则他难以参加，但滑冰和滑雪却不在话下。在数年以后的定时制夜校高中，他凭借滑雪、滑冰全班第一的优势而为同班同学所器重。

＊

　　协助者除了往常的福祉与教育方面的专家和大学生之外，还有当地的家庭主妇。她们在场内是志愿者，在场外则成了残障儿童回归当地社

132

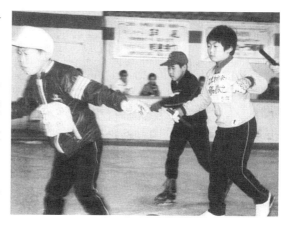

冰上运动会的接力赛。(彻之第一棒,政嗣最后一棒)

会日常生活的支援者。这也可以算是开展此项活动一个超出预想的收获吧。

面对这些孩子,她们最初可能惊讶、困惑、同情,但在每次接触之中都能看到残障儿的真实模样,逐步加深对他们的理解,自然而然地领会支援的方法,在当地的社会生活中也能提供恰当的支援。

如今,许多当年的有明会大学生志愿者和残障儿的同胞手足已经成为医疗、福祉、教育领域的专家,活跃在与残障儿童相关的事业第一线,仍然在各地关怀着现在已经成人的残障小伙伴们。

(周日滑冰学习班活动一直持续开展到 1998 年,直至体育中心因建筑老化被拆除而告终。十六年里,后继的自闭症儿家委会成员们顽强地维系着学习班的运营。)

游泳学习班

彻之四岁那年(当时还在川崎),有一次我突然发觉他不见了,立即慌慌张张地到处寻找,终于在一块堆着建材、野草葳蕤的空地上发现了他。他已爬上一个两米见方的集装箱,在上面玩着呢。我松了口气,正想靠近,谁知一眨眼工夫又不见了他的踪影,随即听到尖厉的哭喊声:"妈妈!"

我赶紧拨开草丛,飞快地爬上箱顶,顿时大惊失色——原来这个集装箱废弃日久，锈腐严重，已经不堪重负，彻之坠入箱中了！箱内积水深至胸口以上，眼看着他就要被淹没！

千钧一发之际，帮忙寻找的邻居及时赶到，一起费了好大的劲才把他拖拉上来。谢天谢地！要是迟一步发现的话，也许已经溺死了。

彻之嗜水如命，说不定哪一天落入水中，还是先让他学会游泳吧，保命要紧。

于是，回福冈归省期间，我带上他和侄子侄女们去市民游泳池。孩子们进的是儿童泳池，彻之却畏葸不前，缠住我不放手。我抱起他浸一下池水，他马上像点着了火一样哭叫。我只好在岸边紧抱着他安慰："不怕，不怕。"

还未满两岁的政嗣和侄子侄女们互相打水仗，恣意玩耍。看着看着，彻之心动了，慢慢地松开缠住我的手，走近泳池，坐在池边模仿政嗣，用双脚扑腾扑腾地拍打池水。过了一个小时，彻之开始挪动身体进入仅仅没过脚踝的浅水区，或双手触底匍匐爬行，或翻身将背部浸泡水中，开始试探性地玩起来。

为了让他早日适应，我每天带他去游泳池。可是，一旦彻之适应了以后，新的问题又来了。他在浅水区横冲直撞，旁若无人；又不能理解上滑梯要轮流排队的规则，只顾推搡抢先。于是，幼童的母亲们报以白眼："真没教养！"泳池的管理人员也一直对我怒斥："要盯紧您自己的儿子！"但是，彻之根本听不进劝告，屡犯屡骂，屡骂屡犯。

＊学习泳池的规则和游泳技术

在川崎，我决定自己先加入游泳俱乐部。刚好在就职的药店旁边有一家，就办了那里的会员卡。成了会员之后，我找教练商量："家里有多动的小孩，能否也让他学学游泳？"教练爽快地同意了。于是，彻之和政嗣随后入会了。

我陪两个儿子在更衣室换好泳衣之后，按规定上二楼，从上往下观望。

最初三个月，彻之只在岸上绕着跑，不肯下水。其他妈妈们窃窃私语："那孩子怪怪的。""孩子本人不愿游泳，没必要带他来嘛。"

现在孩子尚小，与其他小孩的差距还不很大。倘若现在产生畏难情绪、打退堂鼓的话，将来等他长大以后，我就更难带他来游泳池了。正因为孩子还小，所受白眼的程度也相应较轻。

我鼓起勇气，向妈妈们坦白彻之的情况：身有障碍，但喜欢玩水。

每周去三次。不久，在辅读学校或普通学校特殊班就读的自闭症儿也过来参加，大家成立了残障儿游泳俱乐部。大伙抱团取暖，心里感觉更踏实。

此后每周去四次。彻之逐渐适应了环境。在教练不强迫、不急躁、有针对性的指导下，花了一年的时间，他练好了脸部入水的动作以及胳膊趴在浮板上扑腾双脚前进。

但他总是一边游泳，一边喝池水，实在拿他没办法（这个怪癖一直延续到小学五年级）。

这种在水中的全身运动，有益于感觉统合。彻之从泳池尽兴而归之后，由多动变安静（尽管持续时间不是很长），似乎也听得进我的指令了。

＊ 借场地创办游泳学习班

迁居佐贺以后，听说在暑假市内各所小学的老师们组成志愿者团

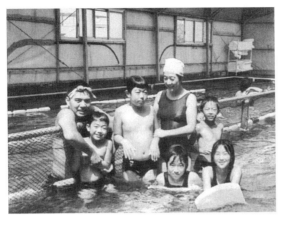

队，利用附近小学的游泳池，义务创办了一个叫"游泳研究会"的俱乐部，我立即报名参加。

还没进游泳池呢，彻之先把学校上下里外探查一遍。不管怎样，我认为游泳最适合嗜水的他，此类全身运动对其障碍的改善大有裨益，因此每次都积极地领他参加。

老师们第一次接触残障儿学员，虽然惊诧于彻之的举动，但也佩服他在水中畅游不倦的样子，没有打算把他赶回去。我主动接触担任教练的老师们，解释彻之的情况，不久就与他们熟络起来，还打听到其中的古贺雄二老师以个人之力经营着一个温水游泳池，创办了一个叫"幼童馆"的少儿游泳俱乐部。

暑假结束后，游泳研究会随之解散。我找古贺老师商量：能否给像彻之一样的残障儿提供游泳的去处呢？老师最初断然拒绝："我经营温水游泳池的目的是培养游泳运动员选手，目前尚未考虑为残障儿服务。"但是，单就彻之而言，念他已经掌握一定程度的游泳技术，可以勉强把他编入水平最低的一组。

在幼童馆，我逮住机会就苦口婆心地劝说古贺老师为残障儿童创办一个游泳学习班，告诉他如能促成此事，功德无量：残障儿往往整天窝在家里，难得出来。通过游泳，既可以提高其运动能力，又可以拓宽和加深其与社会的交往，同时影响和带动佐贺街区，使之更能适合残障儿童生活。

不知道被老师拒绝过多少次了，我依然穷追不舍，继续做说服工作，俨然一副不达目的死不休的架势。现在想来，我当时确实有点死皮赖脸。后来，老师终于为我的韧劲所打动，答应了我的请求，而且还把上午的两个钟头安排给我们。

我马上通知残障儿家长、大学生及家庭主妇志愿者、彻之班里的家委会委员，张罗着开设"残障儿暑假游泳学习班"。我告诉每一个人：在学员的条件上不设限，残障儿的兄弟姐妹、同班同学、邻家的孩子都可以领过来。

县内各地辅读学校和普通学校特殊班的学生由父母或祖辈带着过来，路远者途中要赶两个小时。此前，每逢漫长的暑假，因残障儿被关在家里，憋屈得频发脾气，妈妈们实在疲于应付。许多爸爸一下班回家就载上孩子开车出去兜风。漫无目的地开个通宵，只恨时间太长而路途太短。暑假期间，天天如此，怪不得他们说："一个暑假简直像是一场地狱里的恶梦。"

现在好了，大家有了游泳池这个目的地，开车赶到佐贺，让孩子和大学生志愿者们无拘无束地尽情玩上两小时。据说，孩子们玩得筋疲力尽，晚上睡得很沉很香；父母们身心放松，享受难得的逍遥自在。

最初，有不少小孩或躲在更衣室里死活不肯出来，或怕下水而在岸上哭叫，或虽已入池却拼命抓住救生圈不肯撒手（这些彻之全都经历过），但志愿者们一对一地教孩子们各种快乐的水中游戏，普通儿童则在旁边做着示范。

不久，全部学员学会了脸部入水和全身潜水。孩子们的表情渐趋开朗，还能看到他们之间在游戏中互动的情景。

这样，残障儿在游乐之中既解决了运动不足的问题，又锻炼了身体各项机能，同时增进了与家庭成员（特别是兄弟姐妹）、志愿者之间的交

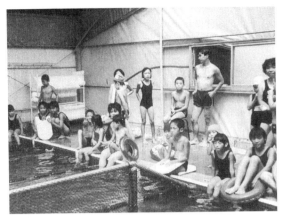

游泳学习班的课间休息，全部人员遵守场内规则。

流，度过了十分惬意的暑假。

此后，古贺老师要把好事做到底，在自己组织的少儿游泳俱乐部中收编残障儿。编组的时候，还特别考虑到重度自闭症儿童，特意每组安插一名。据老师说，这样做在效果上比单纯地把残障儿集中一处教游泳好得多。在每组中编入一名，不会太显眼，还能加快自闭症儿学会遵守秩序和学习游泳的进度。对同组的普通儿童而言，也是学习体谅他人和相互帮助的机会。毕竟是教育工作者，在安排上用心良苦，又匠心别具。

彻之最初的游泳水平只是二十级，到小学六年级时，已跃升至四级。在俱乐部的学员里，他的游泳速度名列前茅。[①]

＊古贺老师的赠言

我们在彻之小学毕业时离开了佐贺。离别之际，古贺老师写下了以下赠言。

赠彻之：

小彻，与你的邂逅是我在认知上发生巨大转变的契机。通过你，我学到了许许多多的东西。谢谢！

---

① 译者注：其实除了"融合教育"这个概念之外，还有"融合体育"的概念。据说，提倡"融合体育"是特奥会的精神之一。古贺老师在数十年前就已超前实践，真不简单！

最初的你，是一个只活在自我世界的你，无视除我之外的其他任何教练的你，有时连我的指令都不屑一听的你。现在的你，已经能听从全部教练的指令，与其他学员一起努力训练，用功的程度有过之而无不及。成长若此，足以令人欣慰。这些成绩的取得与你母亲的辛苦付出分不开的。

你母亲每天与你一起沉浮于悲苦之中，奋力将你引向成功的彼岸。她感受的痛楚和悲伤肯定要远甚于你。也只有你妈妈能做到这一点吧。

另外，承蒙你妈妈的推介，我有幸结识了许多其他的妈妈们。多谢她的努力，给我们佐贺留下了一个团体，它是各种各样喜怒哀乐往事的结晶。我要努力使这个结晶再增大一两圈，使之发扬光大，以不辜负你母亲寄予的厚望。

你们母子俩在此地每天积极向上地面对生活，这对我而言，既是慰藉，也是策励。

小彻，希望你无论去什么地方，都能像在佐贺一样健康快乐地成长。也希望你早日理解我信中的内容。

小彻，小彻妈妈，加油！小彻，谢谢！

真是一段感人的留言。彻之还不能完整地理解文中的意思吧。但他应该永远不会忘记老师那严厉而又不失温情的指导。谢谢老师！

来自各界人士的赠言

1985年3月，我们依依不舍地告别生活了五年的佐贺，返回川崎。

在佐贺，我们获得了丰硕的最宝贵的财富——"人"这个资源。特别是彻之，在众多人士充分而妥当的干预之下，发展程度之好，超出我们的预想。

当地的人们发现彻之的特性、兴趣之后，每天问候、购物时，总是想方设法与之沟通，积极地介入干预。当彻之取得些微进步的时候，人们总是为之欣喜，视同己事。正因为有了大家的理解和强力支持，我才有可能保持积极向上的心态抚育残障的儿子。

因此，佐贺是我怎么感谢都不为过、永远眷恋的故乡。可爱的故乡承载着我多少值得回忆的往事啊！

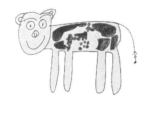

惜别之际，二百八十九名当地人士赠言壮行。宝贵的留言，我一直珍藏至今。每次翻阅，怀念之情油然而生。

从中撷取一些篇章抄录于此，就当作我对这五年生活的回顾吧（文中涉及的人物之职务，皆以当时为准）。

来自专家

佐贺有件事做得很好，每逢举办夏令营之类的活动，各路专家总会拨冗齐聚一堂。专家们认可了我"在地域社会中生活"的理念，在各项活动中都积极地支援。

＊松本茂幸先生（国立肥前疗养所情绪行为障碍中心主任）

明石君，看不到你，的确有点寂寞。希望你在神奈川也一如既往，一步一步踏踏实实地学习。彻之妈妈，请保持开朗的个性，继续加油！您那乐观豁达的性格，就像一盏灯，瞬间照亮周遭。

＊沟上修先生（佐贺大学教育系教授、附属辅读学校校长）

感谢您对佐贺所做的贡献，但愿您在神奈川也能找到志同道合的人们。让我们齐心协力，为构筑残障儿童们能够无忧无虑生活的社会而一起努力吧！

＊直田英进先生（佐贺大学教育系副教授）

彻之君，你最大的优点是能得到任何人的喜欢。遇到你的人都会莞尔一笑，觉得你是个心地好的孩子。在神奈川，相信你也会人见人爱。永远忘不了你那像唱歌一样的讲话和清脆的声音。彻之妈妈，我钦佩您为人聪颖乐观，刚毅笃行。继续努力！

＊宫地洋一先生（佐贺县立大和辅读学校教师）

小彻一家所经历的坎坷肯定是我们外人难以想象的。在转校伊始的赤松小学，在另辟新径的北川副小学，为了让近邻理解彻之，一路鞠躬请求，等等。最终，小彻一家的生活方式获得人们的理解和支持，在本地社会生根发芽，继而开花结果。此种生活方式正在佐贺产生越来越大的影响。我觉得，与这孩子自身的障碍相比，社会上人为的障碍要大得多。小彻一家成功地跨越了这道障碍，为佐贺注入了一股新的活力。

来自大学生志愿者

以经常聚集在我家的大学生为核心，我们创办了大学生志愿者组织——有明会，这是陪伴残障儿童闲暇活动和支持其地域生活的"原动力"。二十年后的今天，有明会中的许多人已成为出色的专家。

＊服卷智子同学（佐贺大学教育系学生、有明会首任会长）

彻之妈妈真是生性开朗，笑说："多亏有了彻之，我才知道人生的苦楚。"我一直敬重您直面人生的不懈努力和对他人颇重人情的交往方式。

我现在是一所小学普通班级的教师，暂时不能参加各种活动。好久没跟您联系了，看来要离开组织核心一段时间。现在，我好像处在另一个更大的圆圈内，而有别于您所在的空间。但都是同心圆，这是毫无疑问的。请以长远的眼光来看我吧！我一定会积累经验，争取将来能够为推进诸位奋斗至今的"佐贺社会共生事业"和培养后继力量，贡献自己的绵薄之力。

＊原口卓也同学（佐贺大学教育系学生、有明会首任事务局长）

那年春天，我去担任小彻的家庭教师。刚开始时因为毫无专业知识，心里没有把握，但在明石家开朗宽松的氛围中，我逐渐找到信心，一干就干了两年半。我曾多少次受到小彻的激励呀，只为那爽朗无比的一声招

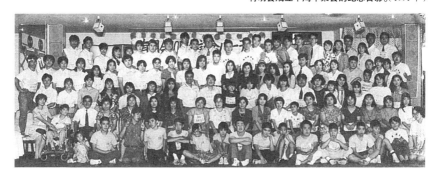

呼——"原口老师"！也许正是这呼唤声，使我平添了几分勇气。政嗣君也通过练习滑冰变得更坚强了。小彻爸爸、妈妈，衷心感谢你们这几年对我的照顾。

* 白石浩明同学（佐贺大学教育系学生、有明会第二任会长）

第一次见到小彻应该是在个训室吧。记得当时你是坐着梶田老师的自行车后座过来的。现在的你比以前长大多了，俊朗多了。你给我留下了许多快乐的回忆：黑发山夏令营、周六学习班、滑冰学习班、301会的娱乐活动，等等。没想到，以前在周六学习班上动不动就哭鼻子的政嗣君，在去年的圣诞晚会上表演得那么精彩。小彻，小嗣，但愿你们茁壮成长。彻之妈妈，感谢您对我的关照，希望您永远如此和蔼可亲。

* 齐藤泰明同学（佐贺医科大学学生）

与彻之君已经交往两年有余了吧。小彻一半生活在不可思议的国度，另一半则生活在我所在的国度。我也想去探究一下那个不可思议的国度，那里一定是个魅力无穷的地方吧。真想去看一看。回神奈川以后，请继续以你独特的魅力，去吸引众多的人们。

来自残障儿童的妈妈们

为了寻找可以谈心的人，我加入佐贺县自闭症儿家长会。随后，又和年轻的妈妈们一道举办学习班"301会"。大家齐心协力，积极开展各种有利于孩子们进入地域社会的活动和适应社会生活的尝试。

＊酒井清子女士（301会的妈妈成员）

感谢与明石女士相逢的机缘。在此，哪怕写上几百遍"谢谢"都不足以表达我的谢忱。只要听听您的一席话，就有"虽不能及，心向往之"的感觉。在您活力四射的身上，我汲取了多少信心和勇气啊！有人曾告诉我："明石女士的经验之谈，比任何大专家的话都管用。"此言不虚！事实上，自从在301会上遇到您之后，我们（我家的充彦）前进的方向豁然开朗。现在，我在精神上已游刃有余，也拥有享受个人生活乐趣的从容心态。您开拓的道路，使我们受益无穷。小彻的道路，就是我们的路标和前进方向。

＊丸山光代女士（肢体障碍儿童家长会"二叶会"会长）

我实在舍不得您离开佐贺。在这里，您的努力对残障儿的家长们和福祉事业从事者产生了多大的影响啊！以前，我只顾忙于照顾小孩，从不关心世事，也可以说是在故意回避外界吧。事不关己，高高挂起，只参与对自己孩子有益的活动。但在滑冰学习班上遇到您之后，我的想法转变了。我深深地为您宽大的胸怀和非凡的活动能力所折服。您总以最大的善意来理会人家的好奇心。现在，随着孩子长大，我空闲的时间增多，今后要以您为榜样，努力成为一个行动力强、视野开阔的人。

＊新野贞女士（佐贺县自闭症儿家长会副会长）

向明石女士提问：①您出现在哪里，哪里就肯定会有发展，肯定会人多热闹。这是为什么呢？②一天只有二十四个小时，为什么您能做那么多事情？③为什么您能做到对谁都笑容可掬？④我从来没看到过您生气的样子，这是为什么呢？⑤您为什么会有这么强的号召力呢？只要在您的感召之下，有点居心不良的人似乎也会变成好人。

（新野女士是在自闭症儿纪实影片《小洋，看这边》里出现的小洋妈妈。她们一家是从东京迁居到佐贺的。以该电影上映为契机，大家成立了佐贺县自闭症儿家长会。）

来自街坊邻居

佐贺当地的街坊邻居对经常闯入捣乱的彻之表示理解和宽容，在彻之学习购物等生活技能及社会规则方面，给予了莫大的协助。单单一个寒暄语，要是没有左邻右舍的主动打招呼，彻之是不可能学会的。

＊ 土井千纱女士

随着与您一家告别时刻的来临，我觉得特别舍不得。世界如此之大，我们有幸比邻而居，真是缘分不浅。夫人为本地公益事业不辞辛劳奔走的样子令我感动。您身上值得我学习的地方实在太多了。小彻，当我对放学归来的你打招呼"你回来了"的时候，你大多会莞尔一笑。那无邪的笑容令我难忘。有时候，你目光朝下，一声不吭地与我擦肩而过，是不是有点害羞呀？小嗣，你经常与小伙伴们在道路上踢足球，是吧？请你们别忘记佐贺，再见！

＊ 山口商店的老板娘

彻之君光临敝店时，经常先叫我"阿姨，阿姨"，然后牵着我的手来

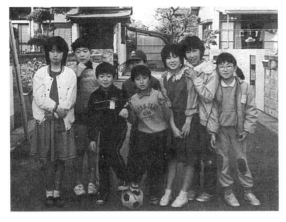
与邻居小孩们在一起。超越学校和年级的界限，大家相处得其乐融融。

到陈列着点心的货架前，教我在电视广告里看到的几种商品的名称；或来到冰箱前，教我各种饮料的名称。彻之君给我留下了许多回忆，最难忘的是我们手和手的接触，以及你那温润的小手的体温。记得最近你还穿着妈妈的鞋子来店里。你离开佐贺以后，我再也听不到小朋友们"小彻，小彻"的呼唤声了，该有多么寂寞啊！同班期间，我家的孩子很荣幸能一起参加滑冰、夏令营等活动，体验人们之间的互爱、互助、互谅。作为孩子的母亲，我为此表示由衷的感谢。

（山口商店曾是彻之经常练习购物和计算金钱的地方。）

＊ 江口洋子女士

咱们要分别一段时间吧。小彻真像来自另一个不可思议的国度的人。你身上像罩着一个小太阳，照亮了周遭，使大家都变得开朗起来。一直笑呵呵的小彻呀，我等待你长大以后归来的那一天。

＊ 古川胜子女士

某天早上，眼看上学时间将过，我听到小彻高八度的歌声，正想着："像他那样慢悠悠地走，恐怕要迟到吧？"就看到有位路过的女士好心提醒他："小彻，要迟到了，快跑！"谁知小彻马上接口唱道："快跑快跑，火车咕咚咕咚。"我当场忍俊不禁，"扑哧"一声笑出来。

来自同班同学

彻之能在佐贺过上充实的生活，这跟同班同学的热心帮助是分不开的。在其适当的照顾和正确的支援之下，彻之以小伙伴们为模特，逐步学习社会生活能力。

＊森隆久同学

有关彻之君的回忆真是太多了。野营住宿训练的时候，你好像也为与同学们一起在外扎营过夜而兴奋，晚上与大家躺下来聊聊天，或在大通铺上滚来滚去，玩得很痛快。记得你在蒸盒饭时，把拌饭佐料全部撒了进去。味道过重了吧？

当时还发生了小小的风波。吃午饭的时候，发觉你不知什么时候失踪了。大家到处寻找，仍然找不到。正着急之际，有人把满头湿漉漉的你带了过来："小彻在澡堂把脸浸在水里玩呢。"尽管被人们嗔怪，你还是毫无愧疚之色，反而像刚刚出浴、满脸爽快无比的样子。

那晚在营地附近散步的时候，我们故意跟你开玩笑，突然喊了声"小彻，再见"就迅速逃离。你一边大声呼喊"森君，等一下"，一边拼命地追赶。我们停下来，向你道歉："对不起，让你害怕了。"而你呢，嘴上念着"害怕"，表情却是笑呵呵的，一点儿也没有害怕的样子。

小彻遇到大事绝对不哭，却经常为小事而伤心。铅笔芯断了，橡皮擦不见了，这类小事情都足以让你悲伤地哭上半天。你十分爱惜物品，似乎能像朋友一样理解物品的"心情"。可见，你有一颗善良的心。

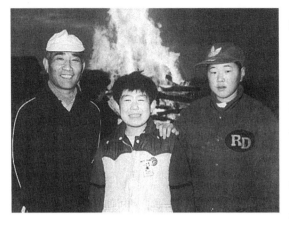

与北川副小学松村静二校长
和同班同学内田努君。

小彻，你要去遥远
的神奈川了。一想到再
也听不到你大声地喊我
的名字，就觉得寂寞。
我珍惜照顾你的这段时
光，它是我一生中最美
好的回忆。我绝对不会忘记你的！

＊内田努同学

小彻总是那么活泼开朗，那么无忧无虑。我特别喜欢这样的你。自
五年级开始，放学后我们一直结伴回家。途中，你不时念叨着电视里的广
告词，快活得像神仙。但有时不知怎地，你神情悲戚，令我莫名其妙："怎
么不笑了呢？"看来，小彻的性格中也有纤细敏感的一面吧。

分组排座的时候，我希望和你分在一组。第二轮分组时，终于如愿
以偿。被安排坐在你旁边，我甭提有多高兴。但是，有时也挨你几下拍打。

小彻给我最深的印象是，算数方面特别优秀。考试的时候，我们还
在做上边的题目呢，你却已经做到下边了，答题速度顺溜得惊人！

谢谢小彻妈妈款待我去滑冰。在滑冰场，我尽摔跤，根本追不上你。
因为你滑得实在太快太棒了。

第三学期①的时候，听说你要搬家到神奈川，最初以为是谣传，后来

---

① 译者注：日本的学校每学年有夏、冬、春三个假期，故分三个学期。所谓"第三学期"，
也就是一个学年的最后一个学期。春假历时十天左右，在3月31日结束。新学年在4月1
日开始。

才知道那是真事，但仍有点不敢相信，你不久就要去遥远的地方。同窗的日子里，我感到很幸福。祝愿你身体健康，为你能早日流利地讲话而祈祷。在一起的日子已经所剩不多，让我们愉快地度过吧。

小彻，你可要回佐贺呀，拜托。我们只是暂时分别而已，对吧？再见！

＊ 江头希同学

阿姨、小彻、小嗣，谢谢这两年来对我的照顾。回想起来，你们对我的关照远远多于我的付出。六年级的暑假我过得尤其开心。想起在幼童馆游泳、在体育中心滑冰、在小彻家做作业的情景，我情不自禁地流下了眼泪。将来哪怕升入初中，升入高中，步入社会，我永远也不会忘记你们。你们也别忘了我哦！小彻，请继续加油！我喜欢对人对物都很善良的你。

来自小学老师

在北川副小学，上至校长，下至住在校内的工友，无不接纳彻之。班主任、同年级其他班的老师们、低三个年级的政嗣所在年级组的老师们更是满怀爱心，关注着彻之的成长。

＊ 南川雪自老师（隔壁班的老师）

现在，在我的眼前浮现着小彻各种各样的表情和动作，耳畔回响着小彻的声音。忘不了你在修学旅游巴士上唱歌时那爽朗透彻的歌声，以及唱歌时那喜不自禁的样子。只要小彻出现，人们就会很自然地献上一份爱心。看着小朋友们和小彻携手走路，一副无欲无求的样子，感到一

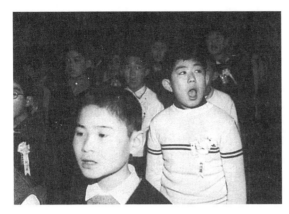

毕业典礼上放声歌唱，即将与生活五年的佐贺告别。

股暖流淌过心头。

＊中岛泰洋老师

（陶艺兴趣小组的指导老师）

小彻，你是大家的偶像。小彻，你一直精力充沛。小彻，你人见人爱。小彻，你一直笑容满面。小彻，你喜欢参加烹饪兴趣小组。小彻，你算数很棒。小彻，你的声音非常清脆动听。小彻，你是北川副小学的小明星。

（中岛老师的父亲中岛新平先生是我初中时期的班主任。老先生当时把我视为得意门生。带彻之去佐贺的时候，老先生正在担任佐贺市离休校长会的会长。听说我们想进普通班级，他陪我一起去当地的教育委员会。彻之能进普通班，是老先生鼎力支持的结果。）

＊彻之人生中最幸福的一段时光

我最应该感谢的是班主任园田百江老师。佐贺五年，彻之能够如此精彩地度过，这仰仗老师高尚的人品与非凡的能力。感恩之情，怎一个"谢"字了得？

班主任的态度，直接影响着其他老师、同班同学及其家长与彻之的看法，也左右着他们与彻之的交往方式。正因为园田老师全面接纳彻之，关怀其成长，才使得支援的网络超出班级的范畴，拓展至整个学校。自始至终，老师不遗余力地帮助我和彻之融入校园生活。更难能可贵的是，为了进一步理解彻之行为的含义，老师特地前往彻之常去的疗育、医疗机构，咨询那里的专家，学习相关知识。

老师坦言："并不是因为彻之君特殊而给予特殊照顾。孩子们每人都不一样，各有个性，所以我们的对应当然要因人而异。他是我们班的一员，我理应像对待其他孩子一样给予无私的关怀。只是在我长期的执教生涯中，迄今为止从没接手过像彻之君这样的孩子，因此，现在得赶紧掌握相关知识。"

园田老师给彻之的赠言，谨录如下。

彻之君，祝贺毕业。五年以来，你确实好好努力了。回溯往事，与你携手共度的无数校园生活情景，一幕又一幕地浮现眼前：有悲哀，有喜悦，有困顿，有流泪……这一切，都已成为我难以忘却的珍贵记忆。

记得二年级的时候，无论我问你什么，你都不理睬。现在，只要叫一声"彻之君"，你就会干脆利索地回应"到"，而且会清楚地说出"请给我三张纸"、"可以借一下吗"、"谢谢"、"对不起，下次我再也不干了"之类交流性的语言。看到你有这么大的进步，老师感到十分欣慰。另外，能唱松田圣子、野口五郎、CHECKERS乐队的歌曲也是你的一大亮点。你带着丰富表情唱出的动听的男高音，将永远在我的耳际萦回，成为我难以忘怀的、不绝如缕的思念。

希望你升入初中以后，仍然被人喜欢。请记住，在远方的佐贺，有我这个老师为你加油。

明石洋子女士，恭喜彻之君毕业。您辛苦了！在迄今为止我所遇到的家长之中，您是活得最为精彩的一位。从您那里，我学

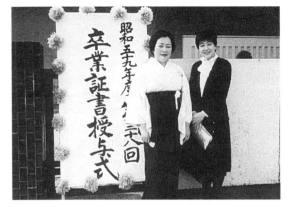

到了许许多多的东西。尤其是您那"精诚所至，金石为开"的韧劲和热情洋溢、乐观豁达的个性，最为我们钦佩。从今往后，你们夫妻可能要经历更多的磨难，相信你们会一如既往，勇往直前。请多多保重！

＊

在毕业典礼上，我作为家长代表上台发表感言，向诸位表达了诚挚的谢忱："……毕业典礼一结束，我们一家就要告别佐贺。我认为，北川副小学的校园生活，是彻之一生中最幸福的时光，值得我们永远怀念。谨以至诚，深深地感谢诸位给我们母子俩提供共同成长的机会。谢谢！"

我与彻之都要活出人生的本色

1985年3月28日，我们辞别佐贺，返回川崎。正巧当天的佐贺报纸刊登了一篇文章，是菖蒲共荣女士投稿的。

为了开设滑冰学习班，我和政嗣提前练习，滑冰技艺迅速提高，甚至学会了回旋和跳跃等动作。随后，我们加入"花样滑冰联盟"。"联盟"的老师建言："你们有必要练练芭蕾舞，以提高滑冰的表现力。"于是，我和政嗣又转战芭蕾舞学习班。

与菖蒲女士正是在那里结识的。在芭蕾舞表演会上，政嗣与她同台演出《灰姑娘》（我不幸落选）。在此，让我把这份新闻稿件转载一下吧。

去年夏天，明石女士的丈夫被公司调离佐贺。由于其子彻之君正在读小学六年级，因此她在儿子毕业之前暂留本地。没想到日子过得这么快，不知不觉之间就到了离别的一天。我与明石女士是在古典芭蕾主妇学习班认识的。她性格如此开朗明快，使周围的人们有如沐春风的感觉。我想当然地认为，她多半是位在甜水里泡着的、无忧无虑的太太。

通过聊天，才知道她有个自闭症的儿子。刚来佐贺的时候，社会上的人还不了解自闭症，自闭症儿的家长也各自为阵，如同一盘散沙。她把家长们聚拢在一起，组成家长学习会；又东奔西走，招募志愿者，借助大学生们的力量，建立了一个朝气蓬勃的团体。

她说，身患残障的儿童不需要人们廉价的同情，只需要能够包容他们的社会，使其能幸福地生活。她对人笑容可掬，开朗的性格之中却有坚忍的底色："以前我不知道哭了多少回。但是自己身为人母，哭哭啼啼，何济于事？"因此，她绝不在人前愁眉苦脸。

明石女士，您在佐贺撒下的爱的种子，肯定会生根发芽，茁壮成长。人们都会感谢您，都会为您的故事所感动。四月以后，彻之君就要升入初中。在新的土地上，更多的工作、更大的挑战正在等着您。我相信您一定会克服一切困难，为彻之君营造出一个充满友爱和温馨的生活圈子。

做好母亲的本分工作固然重要，但希望您不要因此而迷失自我，希望您坚持练习古典芭蕾，别忘了为自己保持一份生活的情趣。盼望您早日归来!

过了四个月,有马房子女士寄来新出的《班级家长会报》,其中刊登了她执笔的一篇关于我的文章,摘录如下。

第一学期已近尾声。今春离开佐贺的朋友,已经适应在川崎的新生活了吗?今年家长委员的选举依然不顺利,至今没有眉目,许多人为此揪心。此时此刻,自然会想起明石女士。她是两个儿子的母亲,长子彻之君还患有自闭症,其生活之艰辛绝非健康孩子的父母可以想象。虽处逆境,她却一直保持着乐观向上的心态,对任何事情,都抱有坚定的信念,委婉力行。她说:"彻之降生我家,使我更加积极主动地去学习许多东西。"为了方便大家,她主动请缨,从学校和社区承接了吃力不讨好的委员工作,以满腔的热情和卓越的领导能力,把每次活动都举办得风生水起。她的存在,给生活平淡无奇的我带来了前所未有的"冲击"。与之交往的时间越长,就越觉得其魅力无法抵挡。虽说人人都有自己的难处,但在选举家委会委员的时候,怀着可悲可叹可恨的复杂心情者,应该不止我一人吧。希望我们多少明白"没有大我哪有小我,没有大家哪有小家"的道理,多少具备"克己奉公"的精神,哪怕只及明石女士的几分之一也好。此时,我眼前又浮现了主动揽下许多工作、终日匆忙的明石女士的背影。

佐贺的人们,谢谢你们!

在川崎,我和彻之仍将秉持"在地域社会中生活"的理念,努力活出各自人生的本色,绝不辜负诸位的期待。

感谢诸位阅读拙作。读完之后,感想如何呢?

我的育儿,并不拘泥于各种各样既成的疗育方法。一阵暗中摸索之后,我发现,只有对彻之和我双方皆不勉强,而且可以从中享受乐趣的育儿方式才切实可行。在日常生活中,我用心捕捉、揣摩彻之发出的微弱讯息,思考各种干预方法,鼓起干劲,付诸实践。虽然结果有成功也有失败,但长年实践下来,我认为自己的想法与做法应该越来越贴近彻之的本意。

如今的彻之,正在他自己选择的道路上努力前行,顽强而执着地生活着。我想,这样的人生对他来说才是真正幸福的。

虽然彻之的年少时代是一段无止无休地对人说"对不起,对不起"的人生,但我从他身上学到许多东西,上天让我做他的母亲,我真的无怨无悔。现在,他正在过着向人说"谢谢,谢谢"的美好人生,同行的我也在品味着生活的幸福。

*

正如内多胜康先生在导言中所写的那样,NHK 的"新日本探访"节目的播放成了本书写作的缘起。

镜头里的彻之完全是现实生活中的原版,而不是电影或电视剧中塑造的人物。彻之的笑容,似乎给观众们留下了深刻的印象。

纪录片播出以来，我收到许许多多的提问，以"身患自闭症，他怎么能有如此灿烂的笑容？"和"您是怎样育儿的呢？"居多。另外，全国各地家长的育儿咨询也纷至沓来。每天下班回家，迎接我的有像卷筒纸一样"流淌"到走廊的一溜传真纸和听到深夜还听不完的电话录音留言。还有，来自四面八方的讲座邀请也蜂拥而至。

每次我都恨不得将自己的育儿经历和体会一股脑儿全部讲给大家听，可惜自己时间、精力有限，实在分身乏术。最后，我考虑只有写一本书才能回答大家的提问——"您是怎样育儿的呢？"

于是，我拜访出版社——葡萄社，诚恳地道出自己的心愿。市毛研一郎先生认真倾听以后，决定支持出书一事。

好了，接下来我必须写稿子了。可是，撰稿工作进展缓慢，断断续续，有时才写几行又要休笔数月。而且，其间我还忙于为支援中心"蓝天之街"争取社团法人的资格。谁知不久又被川崎市政府告知：残障人士生活支援事业方面的组织凭社团法人资格难以成为平成十五年度（2003年度）的政府补助对象。是故旋即设立"社会福祉法人蓝天共生会"。诸如此类的社会公益活动接二连三，我不得不为之竟日奔走，以致没有精力好好执笔写稿了。

即便如此，我仍然挤出时间，翻出当时的日记和资料，把育儿过程中发生的突发事件与小插曲、育儿的思路与点子，一个一个地陆续写进稿子，传给出版社。仓促之间赶出的急就章，难免叙事顺序颠来倒去，内容结构支离破碎。市毛先生却不厌其烦，潜心整理我那"奔放不羁"的原稿（应该说是"敷衍了事"的原稿吧？）。先生自始至终保持惊人的耐心，宽厚地纵容我交稿的延宕。他时常不经意地提醒我尽快写，当然有时也会厉声催稿。市毛先生犹如一位优秀的建筑师，将我散如乱砖的原稿成功地"堆砌"成一幢蔚为壮观的"房子"。

*

撰稿之际，我重新回顾了与儿子彻之携手走过的二十九年岁月，再次真切地感到，正因为有如此众多的各界人士的关心，我们才能一路走到今天。如果把所有好心人的名字——列出的话，足足可以编出一本书来。限于行文和篇幅，本书只能提及极小部分的人物，希望未及介绍的诸位予以谅解。对以往几十年中曾经关怀过我们的所有好心人，我表示崇高的敬意。谢谢大家！希望诸位今后继续支援我们。

搁笔之前，对百忙之中拨冗写序的佐佐木正美老师、写导言的内多胜康先生，以及为拙作出版付出心血的所有人员，表示由衷的谢意。

穷且益坚，不坠育儿之志

译后记

2008 年初冬的黄昏，斜阳碎风中，我正赶往儿子的"修道之地"上海青聪泉儿童智能训练中心，去听日本自闭症专家青山春美老师的讲座。途中，一片小巧的梧桐落叶在眼前盘旋翩跹良久之后，轻轻地停留在我的肩上。它的形状多么像福儿的小手呀。我从怀里掏出软笔，在叶面上题了"忧惧之年"四字。

是年，家国都在经历着一场天塌地陷的地震。福儿不到三岁，已被数家医院诊断为自闭症。为父之痛，莫过于此。一周之内，我的体重骤减十斤，感觉自己犹如一头垂垂老矣的骆驼，踟蹰荒漠，背上再压一根稻草就会轰然垮下，对整个世界，感到幻灭。

青山老师在讲座中向大家着重推介了明石洋子女士的育儿理念，说在四十余年的特教生涯中，明石女士是其遇到的最可敬佩的家长——她把智商不到 40 的重度自闭症儿子彻之培育成自食其力的地方公职人员，使其在生活中能够自理，在社会上能够自立，演绎了一个超乎人们想象的传奇。会后，老师赠送一批图书给青聪泉，其中就有明石女士的"与自闭症儿子同行"系列的三本著作。我庆幸自己在大学时期读的正好是日语专业，平日碌碌无为，何曾想到在关键时刻能为儿子换得几本育儿书？近水楼台，先睹为快。我如狼似虎地把原著来回"啃过"三遍，直呼相见恨晚。这套著述，既令居庙堂之高的专家们语焉不详的高头讲章相形见绌，也迥异于处江湖之远的庸医们影影绰绰的指点，叙事坦荡如砥，说理深入浅出，见解慧眼独具，方法切实可行，对当下身陷困厄的中国自闭症家庭而言，是不可多得的奇书。研读之际，我屡屡有醍醐灌顶的顿悟，也时时有击节叫好的冲动。

"奇文共欣赏，疑义相与析"，我先翻译出卷二《通往自立之路》，供家长内部传阅。后由尚瑶女士将译本推荐到以编辑自闭症相关书籍而闻名的华夏出版社刘娲小姐手中。刘小姐即着手向日方购买版权。今年三月，明石女士来沪讲座，刘小姐亲赴现场，与明石女士表达出版意愿。刘小姐的诚意令明石女士感动，使之返日后立即斡旋，不日奏效。于是，我鼓起余勇，在工作与育儿之间，挤出时间的碎片，拖拖拉拉地继续翻译卷一《原汁原味的育儿》和卷三《为了工作，加油》。

在三卷育儿经中，穿插着不少译者的按语和注解，尤其以第二卷居多。第二卷是最先着手翻译的，原先没想到会出版，所以在译文中加注也无伤大雅。译事艰苦，犹如爬山，这些译者注就像途中歇脚的亭子，可以在此凭栏伫望一下。第一卷与第三卷是以出版为前提开始翻译的，是故译文严谨有余而清通不足，注解陡减，非到万不得已决不加注。盖因在第二卷的"山中"搭建的亭台楼榭过多（有些还有违章建筑的嫌疑）以致有碍对自然景色的观瞻，故而自行收敛也。

正如入戏最深的必是读透剧本的演员，对原著感悟最深的多是译者本人。我从这套育儿经当中获益良多，荦荦大者有五个方面。

其一，培养孩子的心志重于一切。我们许多家长往往脱离实际，拼命给自闭症儿女搞应试教育，偏重桌面练习；稍高一层次的家长会去兼顾生活技能、社会规则的培养。孰知育儿之最高境界，更在于培养孩子的主见。在奴役残障青年的非人事件频频曝光的今天，我可不愿把儿子的干活技能训练得炉火纯青却供那些居心叵测之徒使唤。为此，我们要贴近孩子的心声，呵护他们自尊与主见之脆弱的萌芽，因为这是其将来有尊严地活在人世间的思想基石。

其二，扎根地域社会，迈向融合共生。随着孩子的长大而与正常社会渐行渐远，这不利于其个体的成长。就像任何花草不可脱离空气、水分和土壤一样，我们的孩子一旦脱离社会之土壤和地气，就会逐渐枯萎。为此，我们作为家长要辛勤地为自己的孩子耕耘地域社会。鉴于社会之障碍要远远大于孩子本身之障碍的现实，我们家长在地域社会的修为很大程度上决定了孩子能在融合共生的道路上迈出多远。

其三，在地域社会理解、接纳孩子之前，身为家长的我们得先理解、接纳孩子，了解孩子的局限和潜力，善于欣赏其与生俱来的"缺陷之美"。在断臂维纳斯塑像和釉面开片的哥窑瓷器刚刚面世之时，人们并不看好，此后"瑕疵"却被世人充分挖掘，推至审美最高层次，遂以其天然的缺陷美在艺术史上独树一帜，获得社会认可。换个积极的角度来欣赏自己的孩子，既尊重了孩子的特殊性，又调整了自己的心态。

其四，培育孩子劳动的理念及正确的金钱观。马克思认为，劳动使人与动物从根本上产生了分野。劳动是我们孩子"部分谋生"和"有意义地消遣人生"的手段，而劳动所得——金钱则是其赖以生存生活的物质基础。我希望孩子将来不要仅仅停留于温饱的层面，还要像彻之一样，独自骑车外出旅行，享受精神生活的愉悦。

其五，自闭症家庭的齐心协力极其重要。任何体制和福祉事业都有其固有的惰性，需要人们群策群力、花时间花精力去推动。令人称羡的国外之自闭症福祉现状并非一蹴而就，不是经济发展至一定程度的必然归宿，而是其家长们一起奔走呼号，持续推动舆论，进而影响决策层的结果。倘若都在各自为战、独善其身或逡巡观望，馅饼怎么会从天上掉下来？干预自闭症是一场在我们有生之年看不到终点的马拉松赛，伴跑者（家长）不在了，选手（孩子）怎么办？人生又如一趟驶向远方的列车，我们中途下车了，尚留车上的孩子怎么办？孩子之于我，如影随形，可形不见了，影子怎么办？针对这个终极问题，卷三《为了工作，加油》给予了负责任的解答。

翻译工作时断时续，竟然拖宕了两年半之久。其间阿福学会主动喊我"爸爸"，并伴有亲昵行为。第一次听到的时候，我不禁潸然泪下。去年小年夜，次子象儿像一个快乐的小精灵降临我家，使再做人父的我一改往日沉郁的性格，成天幽默得像山田洋次笔下的寅次郎。

遥想自己当年像阿福这样大的时候，身处世家子弟末世的祖父仍不忘对我耳提面命，教我背诵"穷且益坚，不坠青云之志"。殷殷情形，宛在眼前。如今祖父早已驾鹤西去，我的青云之路也缈若云烟，但育儿之志，却未尝须臾坠落。我要做一根蜡烛，燃烧自己的两端，分别为两个儿子照亮前路。蔡笑晚先生把整个人生的事功放在四个子女身上，培育了满门精英，并撰写了自传《我的事业是父亲》。我的事业也是父亲，但要求不高，只希望两个儿子将来能够有尊严有意义地活在世上，不管他是慢吞吞的蜗牛，还是飞驰的骏马。

行文至此，背后突然传来了妻子的惊呼："小象的第三泡尿尿在你的明版书上了！"不知从什么时候起，象儿养成了在书房里撒尿的陋习，一天三泡，不多不少。妻子也成心纵容，无非想挤兑我的万卷藏书，好给儿子们腾出一个游戏房间:“谁让你姓洪,‘洪’字分解开来,念成‘一共三泡’。”

从颟顸江南到负笈关外，从问道津门到成家沪上，我的肉身和灵魂在一路流浪，成堆的书籍一直随伴在旁。好不容易安顿下来，我心爱的藏书却被遣回故乡，回到我生命的原点。

一边哼着李叔同的《送别》，一边整理故纸堆，一片似曾相识的梧桐叶子滑落跟前——叶子正面的字迹略显漫漶，我在背面题字“希望之年”。

洪　波

2011 年 8 月 22 日

写于上海虹桥新城

致　谢

在翻译的过程中，我何德何能，竟能得到多方帮助，最终完成译稿。感谢虹文库绘本馆日置章子女士和江田拓雄先生介绍青山春美老师，感谢青山老师推介明石原著，感谢尚瑶女士引荐出版，感谢刘娲小姐为出版事宜所做的不懈努力。

感谢陈洁老师主政的上海青聪泉儿童智能训练中心出面邀请明石女士访沪，多次为译著的出炉搭建平台。青聪泉是这套译著的摇篮。

感谢陆增德医生从专业的角度十分到位地回答了我的咨询。

感谢青聪泉年轻的志愿者队伍，他们令人眼花缭乱的打字速度大大地加快了出版进程。

感谢江田拓雄先生对我的请益有问必答，也感谢负责家长联络工作的曹颖大姐对我请求协助时有求必应。因此，本套译著的出版像一次接力作业，能参与其中，是我一生的荣幸。

我还要感谢接纳阿福的乐山幼儿园之全体师生，他们给予阿福的温情我们没齿难忘。仁者乐山，乐山幼儿园园长訾绍敏老师、班主任郭金妹老师也盼望着拙译早日付梓。

最后，感谢公司配给我一个宽松而超然的岗位，使我能够在育儿和工作之间游刃有余。忘不了上司杜立群先生用萨特的名言鼓励我："人生就是一连串的遭遇。挺住！"

帮助我的人实在太多，请恕我无法一一胪列。在人生的蜀道上，因本书而与诸位相逢，对我、妻子、福儿、象儿而言，都可以说是不浅的缘分。

作者简介

明石洋子女士（Ms. AKASHI YOKO），1946 年出生于埼玉县浦和市。曾在山口、佐贺和福冈及神奈川县川崎市等地居住。

1969 年毕业于九州大学药学部药学专业。曾在制药公司和药店工作，担任主管药剂师，于 2006 年退休。

1972 年，长子彻之出生，1975 年次子政嗣出生。长子彻之患有自闭症。她在抚养两个孩子（包括对长子的干预和教育）的过程中，以"在地域社会堂堂正正的生活"为座右铭，积极参与社会活动，为当地的社会福祉事业而奔波。1989 年，成立了"社会福祉法人蓝天共生会"，作为主席，致力于设立和经营自闭症作业所、自闭症集体之家、地域生活支持中心以及其他 14 个福利服务项目。

明石洋子女士曾担任家长会的主席及其他职务，参加川崎市残疾政策委员会、特殊支持教育促进研究委员会和川崎市发育障碍发展研究委员会。曾多次接受过电视、报纸和杂志的访谈，并在国内外举办过多次讲座，将育儿经历撰写成书籍《与自闭症儿子同行》系列。

2008 年 2 月荣获"健康社会奖"的志愿者奖项。2011 年荣获"川崎市市长奖"，2012 年荣获"厚生劳动大臣奖"。2017 年荣获"系贺一雄和夫纪念奖（特等奖）"。2023 年荣获"川崎市文化奖（社会功劳奖）"。

译者简介

洪波，1974 年生，浙江临海人，毕业于吉林大学日语系。2006 年爱子阿福出生，2008 年阿福被诊断为自闭症，从此一家人开始走上特殊的人生道路。全家人与阿福不弃不离，在日常生活中一直贯彻"在生活中训练，在训练中生活"的理念，深信通过努力，阿福将来能够生活自理，乃至自立于社会。2010 年初，次子小象像一只快乐的小精灵降生。译者平生行少藏多，酷爱历史和文学，闲时舞文弄墨，只资孤芳自赏；偶尔投稿，刊诸报端。代表作有《云鬟玉臂也堪师》（1995 年被选入人教版高中语文课本）、《嘉村矶多的世界》（日文）、《夏目漱石的沪上行踪》（日文）等。现就职于日本交通公社（JTB）上海分公司。